W0219189

ro
ro
ro

Zu diesem Buch

Der erfolgreiche Familienberater und Bestsellerautor kann noch Geschichten erzählen – von Kindern und ihren kleinen und großen Problemen, von Eltern und ihren Unsicherheiten. Die kurzen Stücke handeln von Klara, dem Känguru, und dem Zauberstein, der Schnullerfee, einem unsichtbaren Freund, Wassertransport auf hoher See und manchen anderen wunderlichen, traurigen und komischen Begebenheiten.

Die Geschichten sind der ideale Anlass, (wieder) miteinander ins Gespräch zu kommen, weil sich Eltern und Kinder in den humorvollen, hintergründigen und lebensnahen Geschichten wiederkennen können. Auch dabei hilft Rogge: mit kurzen Informationen zum jeweiligen Problembereich, mit Hinweisen, wie das Gespräch partnerschaftlich und lösungsorientiert geführt werden kann. Für Eltern von Kindern ab drei Jahren.

Auf der beiliegenden CD liest der Autor seine Geschichten selbst vor.

Dr. Jan-Uwe Rogge, verh., ein Sohn, arbeitet als Familien- und Kommunikationsberater und in der Medienforschung. Seine Bücher bei Rowohlt wurden Bestseller: «Kinder brauchen Grenzen» (rororo Nr. 19366), «Eltern setzen Grenzen» (Nr. 19756), «Ängste machen Kinder stark» (Nr. 60640), «Kinder können fernsehen» (Nr. 60753), «Pubertät – Loslassen und Halt geben» (Nr. 60953) und «Ohne Chaos geht es nicht» (Nr. 60975).

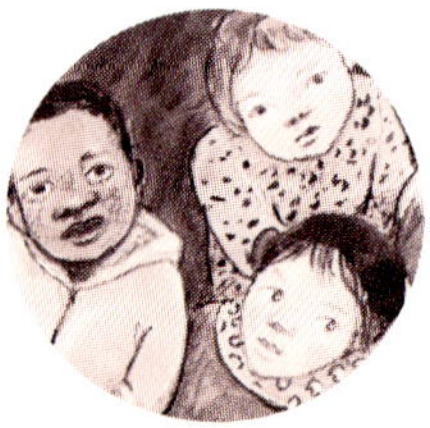

Jan-Uwe Rogge

Geschichten gegen Ängste

So helfen Sie Ihrem Kind

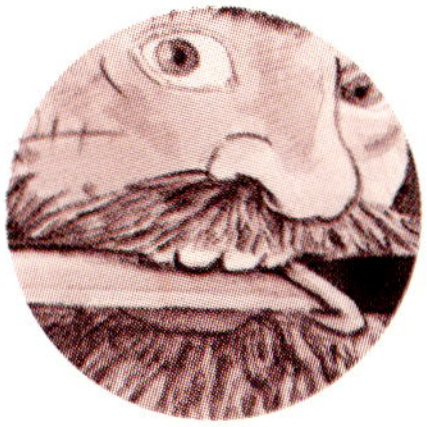

Mit Audio-CD

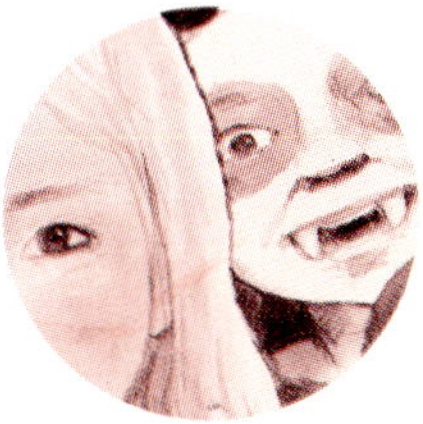

Rowohlt Taschenbuch Verlag

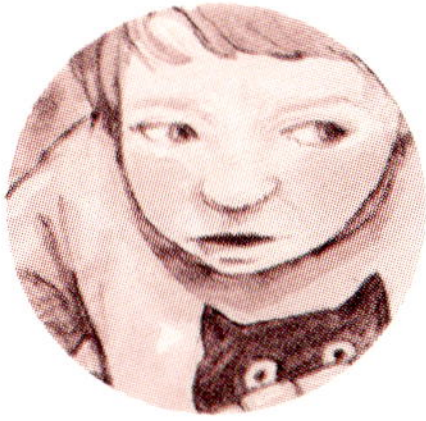

rororo Mit Kindern leben
Herausgegeben von Bernhard Schön und Bernd Gottwald

Redaktion Bernhard Schön
Illustrationen Jule Ehlers-Juhle, Laatzen

Kinder haben eine Lobby
die Deutsche Liga für das Kind

Partner von *rororo Mit Kindern leben*

3. Auflage Juni 2005

Originalausgabe / Veröffentlicht im Rowohlt Taschenbuch Verlag, Reinbek bei Hamburg, Juli 2002 / Copyright © 2002 by Rowohlt Taschenbuch Verlag GmbH, Reinbek bei Hamburg / *Umschlaggestaltung* Britta Lembke (Foto © Kunterbunt, Heidi Velten) / *Typografie* Farnschläder & Mahlstedt, Hamburg / *Satz* aus der Scala Sans und Serif, QXP 4.2 / *Gesamtherstellung* Clausen & Bosse, Leck / Printed in Germany /
ISBN 3 499 60977 0

Inhalt

Einführung: *Was die Großmutter noch wusste*

Meine Großmutter erzählte gerne eine Geschichte von ihrer Großmutter. Diese war eine Bäuerin, lebte auf einem großen Bauernhof. Meine Großmutter, Trinchen, besuchte ihre Oma sehr oft und sehr gern. Die Geschichte spielt Anfang des letzten Jahrhunderts, in der Zeit vor dem Ersten Weltkrieg. Man ahnte in dem Dorf, in dem Trinchens Großeltern lebten, nichts von den schrecklichen Ereignissen, die da kommen sollten. Viel mehr Angst hatte man vor Naturkatastrophen – vor Hagel, Blitz und Donner, vor harten Wintern, dürren Sommern, vor Missernte und Seuchen. Trinchen erzählte uns Enkelkindern, besondere Angst hätte ihre Großmutter vor Gewittern gehabt, vor Blitzen, die in die Strohdächer der Häuser einschlugen, diese entzündeten und große Gehöfte in Schutt und Asche legten und Armut über die Menschen brachten.

Wenn ein Gewitter nahte – und meist kam es nachts –, so berichtete Trinchen, dann weckte ihre Großmutter sie. Man musste sich anziehen, setzte sich in die dunkle Diele. Elektrisches Licht gab es noch nicht. Alle versammelten sich um einen großen runden Tisch, entzündeten ein paar Kerzen, die das Dunkel nur spärlich erhellten. Ihre alte Großmutter, so beobachtete Trinchen, holte die wichtigsten Papiere, bündelte sie, damit sie griffbereit lagen, wenn es denn einschlagen sollte. Dann nahm sie die Bibel und legte sie mit den Worten beiseite: «Ich glaub, die hilft jetzt auch nicht viel.» Sie sprach noch ein Gebet, holte ein Märchenbuch hervor, ein zerlesenes Buch mit einem schwarzen Ledereinband, ein magisches Buch, wie meine Oma sich erinnerte. Sie schlug es mit ihren runzeligen Händen auf und las eine Geschichte daraus vor, eine gruselige Geschichte, von bösen Hexen und guten Feen, von starken Helden und schönen Prinzessinnen, von abgehackten Gliedern und blutigen

Waschbecken, Geschichten voller Zauber, aber auch mit bedrohlich-gruseligen Bildern. Trinchens Großmutter zog mit ihrer Stimme alle in den Bann. Meine Großmutter lächelte versonnen: «Wir Kinder vergaßen dann das Gewitter, wir fühlten uns aufgehoben in der schummrigen Atmosphäre, unsere Ängste waren wie weggeblasen. Wir gruselten uns so sehr vor den Geschichten, dagegen kamen Blitz und Donner nicht an. Wir hörten und sahen nicht mehr, hingen nur an den Lippen unserer Großmutter, die mit ihrer Stimme den Naturgewalten trotzte. Die ganz gruseligen Geschichten», so Trinchen weiter, «gab es nur, wenn ein Gewitter nahte. Ansonsten erzählte die alte Großmutter nur fröhliche, unbeschwerte Märchen. Deshalb waren wir häufig traurig, wenn's in einem Sommer nicht so viele Gewitter gab!»

Diese Erzählung meiner Großmutter fiel mir ein, als ich an das Manuskript zu diesem Buch ging. Meine Ur-Ur-Großmutter, die ich nicht gekannt habe, scheint sich intuitiv richtig verhalten zu haben, sie kommt mir vor wie eine Art Barfuß-Therapeutin. Ihre Lebenserfahrung hat ihr gezeigt, dass Angst zum Leben gehört, man vor ihr nicht davonlaufen kann, sich ihr stellen muss – aber nicht leichtfertig, gedankenlos, gar überheblich, sondern in einem Rahmen, der Halt, Orientierung und Geborgenheit verspricht. Diese weise Frau inszenierte ein Angst-Ritual in der Hoffnung, dass ihre Familie dann die Gefühle von Unsicherheit und Ausgeliefertsein aushalten könnte. Sie erzählte Geschichten – eingebunden in ein Ambiente, das Kindern Vertrautheit und Verlässlichkeit bot. Sie sprach nicht davon, dass man keine Angst zu haben brauche, sie nahm die eigenen Ängste und die der Kinder ernst. Und indem sie die Kinder ernst nahm, sie so annahm, wie sie vor ihr saßen, zeigte sie, dass Angst Bestandteil des Lebens ist, aber man auch lernen kann, mit diesen Ängsten umzugehen.

Angst bewältigen und Geschichten erzählen

Die folgenden Geschichten handeln von Ängsten, davon, wie Kinder sich ihnen stellen, mit ihnen umgehen, wie sie gestärkt aus der Begegnung mit Ängsten hervorgehen, wie sie selbstbewusst werden, wenn sie Ängste besiegt haben. Natürlich nicht jede Angst. Die Geschichten handeln von entwicklungsbedingten Ängsten, jenen, die sich im kindlichen Lebenslauf herausbilden, das Kind eine Zeit lang begleiten, dann scheinbar verschwinden, um später mit verändertem Gesicht wieder aufzutauchen. Schon von daher verbietet es sich, Kinder vor Ängsten zu schützen. So liefert man sie ihnen aus.

«Du brauchst doch keine Angst zu haben», solch ein Satz lässt Kinder alleine. Stattdessen wollen sie erfahren, wie sie sich Ängsten stellen können. Ängste fordern geradezu heraus. Mit jeder Angst, die ein Kind entwickelt, entsteht auch eine Form von Angstbewältigung. Auch das zeigen die Geschichten.

Mit Kindern zu leben, heißt, von ihnen zu lernen. Und Kinder in ihrer Angst und Angstverarbeitung zu begleiten bedeutet, darauf zu achten, wie Kinder ihre Angst selber verarbeiten. Dabei ist es für uns Erwachsene wichtig, von den Kindern aus zu denken und von ihnen zu lernen.

Vom vierten bis in das neunte Lebensjahr hinein reicht die so genannte magische Phase des Kindes.

Im Zusammenhang mit der Verarbeitung und Bewältigung von Angst ist es wichtig, sich zu vergegenwärtigen:

- Das Kind empfindet sich in der magischen Phase als eine Mischung aus Wissenschaftler und Magier, aus Forscher und Künstler. Auf der einen Seite weiß es um reale Abläufe und deren Hintergründe. Aber daneben gibt es – ganz zwangsläufig – riesige Lücken, die das Kind mit eigenen Phantasien und selbst gestalteten Erklärungsversuchen füllt.
- Kinder denken in Bildern. Und diese vom Kind konstruierten Bilder – sei es das Monster, der Schatten, der imaginäre Räuber – können genauso wahrhaftig sein wie die Wirklichkeit, in der es lebt. Das Kind beseelt Dinge, haucht ihnen seinen Willen ein, gibt ihnen eigene Bedeutung.
- Manchmal erweist sich die selbstbestimmte Beseelung von Dingen als widersprüchlich: Sie gibt den Kindern Kraft, um Selbstbewusstsein und Eigenständigkeit zu demonstrieren. Aber durch die magische Besetzung können aus harmlosen Gegenständen oder Situationen fürchterliche Monster werden. Da entstehen aus dunklen Schatten Geister, da werden aus wehenden Gardinen Vampire und aus knarrenden Geräuschen Einbrecher.

Wer Kinder genau beobachtet und ihren Erfahrungsreichtum ernst nimmt, der kann verschiedene Techniken der Angstbewältigung unterscheiden:

- Kinder erfinden Phantasiefiguren, unsichtbare Gestalten, die eine Zeit lang Begleiter sind, um dann wieder aus ihrer Welt zu verschwinden.
- Im Spiel verarbeiten sie bedrohliche, ängstigende Eindrücke. Im Spiel durchleben Kinder ganze Gefühlspaletten, es hat deshalb – so der Psychologe Hans Zullinger – «heilende Kräfte».
- Ähnliches gilt für das Ritual, das Kinder entwickeln, um diffusen, unklaren Erfahrungen eine Struktur zu geben. Und im Ritual können Kinder – wie von Zauberhand – unsichere, ängstigende Lebenssituationen bannen.

Geschichten brauchen einen Rahmen

Viele Eltern wundern sich, dass sie mit selbst gestalteten Geschichten ihre Kinder nicht erreichen, diese eher Fernsehserien oder lautstarke Hörkassetten favorisieren. Kinder spüren genau, ob sie mit ihren Wünschen und Bedürfnissen, Sorgen und Ängsten angenommen werden. Manche Eltern erzählen – aus Sorge, sie könnten ihre Kinder erschrecken, sie in Angst versetzen – keine spannenden Geschichten, keine Märchen. Oder sie lassen grausame Inhalte weg, deuten Symbole um – und verunsichern damit erst recht. Wenn Sie Kinder mit Geschichten erreichen wollen, sollten Sie die folgenden Überlegungen berücksichtigen:

- Kinder mögen einfache und klare Geschichten, die märchenhafte Elemente aufweisen, Elemente, die sie mit ihrer Phantasie besetzen können. Kinder brauchen Geschichten mit einem Happy End, das Mut macht. Sie empfinden Erklärungen und Deutungen als störenden Eingriff, wenn diese ihre inneren Bilder berühren und überlagern. Wenn Kinder Fragen haben, werden sie diese stellen. Eltern sollten (auch) in dieser Hinsicht Vertrauen in ihre Kinder haben. Allerdings suchen Kinder häufiger das Gespräch mit Gleichaltrigen, weil sie hier mehr Verständnis erfahren.
- Um sich auf die Geschichten einzulassen, brauchen Kinder Gewissheit, Vertrautheit und Verlässlichkeit. Diese stellen sich nur durch wiederholtes Hören und Durchleben der Geschichten ein. Je näher eine Story oder ein Märchen geht, je intensiver es die subjektiv bedeutsamen Themen des Kindes trifft, umso intensiver wird der Wunsch nach Wiederholungen geäußert. Viele Kinder geben sich auch deshalb nicht mit einmaligem Hören zufrieden, weil sie die Geschichte im Geiste immer wieder durchspielen und -arbeiten, um zu einer Lösung zu kommen. Das kann sich so lange wiederholen, bis die inneren Bilder bearbeitet sind, keine Bedeutung mehr haben und eine andere Geschichte oder eine neue Herausforderung fasziniert.
- Erzählen und Vorlesen bedürfen einer Atmosphäre, die Geborgenheit vermittelt. Nicht selten vollzieht das Kind rituelle Handlungen, um sich auf die Geschichte einlassen zu können.

Rituale bannen Ängste

Das Spiel stellt eine angemessene Form der Verarbeitung von Ängsten dar, weil es zentrale Entwicklungsaspekte des Kindes berücksichtigt. Das Kind lässt sich freiwillig auf ein Spiel ein, das selbstbestimmten Regeln unterliegt. Im Spiel kontrolliert es das Tempo, in welchem es sein Problem und seine Lösungen angehen will.

Im Spiel geht es um eine begriffliche Lösung des Konflikts. Das Spiel lebt von dem Grundsatz, wonach das Kind den Begriff über das Greifen erlernt. Eigenständig und ausgerüstet mit eigenen Mitteln, stellt sich das Kind der Angst, versucht sie zu begreifen, um einen Begriff von ihr zu bekommen. Dies geschieht, ich betone es nochmals, in einer Geschwindigkeit, die das Kind vorgibt. Das Spiel kennt unterschiedliche Tempi – rasante Vorwärtsbewegungen, Schneckentempo, das Verweilen oder die Rückschau, um zu prüfen, wie weit man gegangen ist, ein Sich-Niederlassen und -Einrichten an einem Ort und auch den Rückschritt.

Spiele mit der Angst weisen nicht nur Regeln auf, manchmal verwandeln sie sich in Rituale, die immer nach einem ähnlichen Schema ablaufen.

Entwicklung und Alltag von Kindern sind von Ritualen begleitet: die Körperhygiene, das Stillen im ersten Lebensjahr, später die Einschlafgewohnheiten mit Gutenachtgeschichten und Kuscheltier, der Tagesablauf mit zeitlichen und räumlichen Strukturen, Aggressionsrituale beim Raufen und Rangeln, das Erlernen von Konfliktlösungen, das Erleben von eigen- und selbstbestimmter Zeit: Bummeln, Trödeln, Sich-Vergessen und In-der-Zeit-Verlieren einerseits, die Vorgabe von Zeitstruktur in Kindergarten, Schule oder Hort andererseits.

Bei der Schilderung der entwicklungsbedingten Ängste habe ich schon auf die Bedeutung von Ritualen verwiesen. Sie dienen dazu, starke Gefühle, verunsichernde Erfahrungen und existenzielle Krisen auszuhalten. Rituale sind jedoch nur dann kreativ und schöpferisch, wenn sie verändert werden können. Aber das Kind muss diesen Veränderungsprozess bestimmen können, Eingriffe von außen können dagegen störend sein. Erwachsene sind Begleiter der Rituale, genaues Beobachten ist für ihre Einschätzung hilfreich. Mitarbeit bei der Gestaltung ist nur dann angebracht, wenn die Kinder es wünschen. Viele Kinder schließen Eltern oder andere Erwachsene aus, sie teilen uns mit: Die Rituale gehören mir. Da Erwachsene häufig unangemessen eingreifen, müssen Rituale nicht selten von den Kindern vor elterlichen Interventionen verteidigt oder verheimlicht werden.

Elemente des Rituals

Kinder erfinden Rituale, in und mit denen sie sich unsichere Lebenssituationen begreiflich machen und auf eine anschauliche Weise bewältigen. Selbst geschaffene Rituale zeichnen sich durch drei Bestandteile aus:

- Das Ritual hebt sich vom Alltag ab. Es lebt durch seine Stilisierung, zum Beispiel den Vampir, und die bewusst gestaltete Inszenierung, das Schminken, die Verkleidung. Vor allem die Wiederholung gibt dem Kind Sicherheit. Daraus entwickelt sich eine Kraft, aus der es Selbstvertrauen schöpft. Das Kind hat das Gefühl, Situationen kontrollieren zu können.
- Das Ritual lebt durch konkretes Handeln. Begreifen geht über das Greifen – dieser Grundsatz wird im Ritual auf eine ebenso konstruktive wie phantasievolle Weise umgesetzt. Das Ritual ist eingebunden in eine sinnliche Inszenierung, das Kind nimmt sich und das Ritual ganzheitlich wahr.
- Das Ritual hat einen Anfang und ein Ende: Das Kind verwandelt sich für eine bestimmte Zeit zum Beispiel in einen Vampir, der ihm Kraft gibt, eine für das Kind unbestimmte Lebenssituation zu kontrollieren und zu bestehen.

Ist das Kind selbstsicher genug, braucht es die Inszenierung nicht mehr, es hat andere Fähigkeiten und Möglichkeiten gefunden, seinen Weg zu gehen. Das Kind wird sich in anderen problematischen Lebenssituationen auf die positive Kraft besinnen, die ihm sein Ritual gegeben hat. Und es wird neue Rituale entwickeln, um ungewohnte Situationen selbstbewusst anzugehen.

Unsichtbare Gefährten nehmen Ängste

Es gibt im Leben eines Kindes nicht nur Momente des Glücks; Trauer, Schmerz und Tränen gehören dazu. Das gilt auch für jene Angst, die diffus und unverständlich erlebt wird. Kinder befreien sich daraus: Sie sehen gruselige Ungeheuer, damit sie ihrer Angst ein Gesicht verleihen, in das sie blicken können. Viele Eltern sind überrascht, wenn ich ihnen auf die Feststellung «Mein Kind hat Angst vor Krokodilen» antworte: «Gut, dann weiß ich, worüber ich mit Ihnen und dem Kind reden kann!»

Kinder halten Kuschel- und Schmusetiere in der Hand, um Phasen der Trennung auszuhalten. Andere erfinden unsichtbare Gefährten, unsichtbar nur für Erwachsene, für Kinder sind sie zum Greifen nah, Phantasiefiguren, die mit ihnen durch dick und dünn gehen, für eine Zeit lang untrennbar mit ihnen verbunden sind. Eltern haben Probleme damit, weil sie meinen, das Kind würde aus der Realität fliehen, gar Wirklichkeit und Phantasie vermischen. Ganz im Gegenteil: Solche Figuren sind für die gefühlsmäßige Entwicklung des Kindes außerordentlich wichtig. Die Gefährten füllen Lücken im noch unvollständigen intellektuellen und emotionalen Lernprozess – und sie sind ungefährlich für das Kind. Es lässt sich freiwillig auf sie ein, es bestimmt über sie, es lenkt sie, das Kind besetzt die Figuren mit eigenen Wünschen. (Vgl. hierzu die Geschichten «Mannich, der Bär, und Vera».)

Wie umgehen mit den Geschichten?

Die Geschichten sind in der pädagogischen Arbeit mit Kindern entstanden: Einige beruhen auf realen Ereignissen wie «Melanie und Dracula» oder «Jan und Trinchen», andere haben ihren Ursprung in den ebenso hintergründigen wie witzigen Phantasien der Kinder, so «Von Piraten und anderen Räubern» oder «Mannich, der Bär», dritte sind auf ein Thema und eine Situation hin erzählt wie «Kapitän auf großer Fahrt» oder «Tamara und die Krokodile».

Die Geschichten stammen mithin aus alltäglichen Situationen in der Familie, im Kindergarten oder in der Beratung – und wirken dahin zurück. Es sind Geschichten für Kinder, über Kinder – vor allem aber sind es Geschichten mit Kindern. Sie nehmen sie ernst, sie nehmen sie an, sie erheben sich nicht über sie, wissen nicht besser, nehmen das Potenzial von Kindern ernst, sich Konflikten zu stellen und sie zu lösen.

Zweifellos sind es auch pädagogische Geschichten – aber ohne den erhobenen Zeigefinger. Es sind nicht Erwachsene, die die Probleme der Kinder bewältigen, aber es sind auch nicht altkluge Kinder, die wie kleine Erwachsene daherkommen und reden.

Die Geschichten tragen häufig märchenhaft-phantastische Züge. So wie das Volksmärchen seine (Lebens-)Weisheiten indirekt vermittelt, so wollen dies auch die Geschichten gegen die Angst. Im Mittelpunkt steht jeweils ein Held oder eine Heldin, die auszieht, um etwas zu erproben, die sich Konflikten stellt, um in der Auseinandersetzung, im Kampf mit inneren Gefühlen und äußeren Gefahren zu reifen.

Es sind offene Geschichten – offen in dem Sinne, dass vieles möglich ist, dass Zauber und Magie ebenso helfen wie weise Frauen und Männer, offen für kindliche Phantasien, um die Leerstellen, das Nicht-Erzählte mit eigenen Bildern, Symbolen und Wissen zu füllen.

Aber die Geschichten sind zugleich geschlossen: Der Held oder die Heldin findet eine Lösung, wird erlöst. Ein Happy End ist unabdingbar, wenn sich die lustvolle Auseinandersetzung mit Angst nicht in nackte Panik verwandeln soll. Kinder brauchen die Gewissheit, dass jene, die ausziehen, um das Fürchten zu lernen, jederzeit einen Ort der Geborgenheit und des Halts erreichen können, wenn die Gefühle und Gefahren übermächtig zu werden drohen.

Die Geschichten bieten einen Rahmen, der auf ganz unterschiedliche Weise eingesetzt werden kann:

- Man kann die Geschichten Wort für Wort vorlesen. Dabei gilt es, den Sprechrhythmus und den Sprechklang sowie das Tempo dem Entwicklungsstand des Kindes anzupassen. Kinder werden über ihren Hörsinn besonders angesprochen: Man kann sie leicht in Bann schlagen und damit emotional überfordern. Dies gilt es zu beachten, wenn man mehrere Kinder unterschiedlichen Alters vor sich hat. Und noch ein Hinweis: Der einmal gefundene Klang, das einmal angeschlagene Tempo sollten nicht verändert werden. Auch hier brauchen Kinder Sicherheit.

- Die Geschichten lassen sich auch verändern, sodass sie noch genauer auf das Alter und den gefühlsmäßigen Entwicklungsstand des Kindes abgestimmt werden können. Wichtig ist dabei allerdings: Die Struktur der Geschichte muss erhalten bleiben. Ihre Offenheit, damit Kinder Phantasien hineinlegen können, und ihre Geschlossenheit, was die glückliche Heimkehr des Helden oder der Heldin betrifft. Nochmals: Offene Geschichten mögen manchmal pädagogisch sinnvoll sein, aber jüngere Kinder können sie gleichwohl verunsichern.
- Schließlich bieten die vorliegenden Geschichten Anregungen für eigene Geschichten. Dies liegt dann besonders nahe, wenn es um die Aufarbeitung von konkreten Alltagserfahrungen (Trennung, Trauer, Tod) geht. Doch aufgepasst: Je näher eine Geschichte am konkreten Alltag erzählt wird, umso größer kann der Widerstand des Kindes sein. Eine Geschichte, die dem Kind Distanz lässt, kann ihm den Zugang zu seinem Thema erleichtern. Solche Geschichten überlassen dem Kind das Tempo, mit dem es sich seinen Ängsten nähern kann und will. Nicht immer ist mithin eine Geschichte, die haargenau passt, die passende Geschichte für ein Kind.

Zeigen Kinder also Blockaden, wollen sie Geschichten nicht hören oder nicht mehr weiterhören, so ist das unbedingt zu achten. Freiwilligkeit ist das oberste Gebot, damit sich ein Kind lustvoll, kreativ und konstruktiv mit seinen Ängsten auseinander setzen kann.

Die Geschichten sollen in einer ruhigen, gemütlichen Atmosphäre vorgelesen oder erzählt werden, einer Atmosphäre, die frei von Störungen ist. Nur so kann sich das Kind auf den Vorleser oder den Erzähler und die Geschichte einlassen. Gerade jüngere Kinder bevorzugen den Körperkontakt, andere haben etwas in der Hand, dritte schauen in die Luft. Jedes Kind reagiert anders. Auch dies gilt es zu respektieren. Wichtig ist der Blickkontakt des Vorlesers oder des Erzählers zum Kind. So können Sie schnell an seiner Mimik und Gestik feststellen, wie die Geschichte ankommt, was sie mit dem Kind macht.

Wenn das Kind eine Unterbrechung wünscht, wird das genauso zugelassen wie seine Fragen zur Geschichte. Wobei es sehr erhellend sein kann, eine Frage mit einer Rückfrage zu beantworten. Wenn ein Kind z. B. fragt, warum Oliver das oder das macht, dann kann die Rückfrage lauten: «Warum macht er das wohl?»

Durch diese Technik kann der Vorleser oder Erzähler erfahren, was das Kind wirklich wissen will oder wovon es emotional betroffen ist.

Auch der Vorleser oder Erzähler kann seine Darstellung kurz unterbrechen, das Kind zu Details fragen oder an seine Eigenkompetenzen anknüpfen, indem er z. B. fragt: «Was hättest du in dieser Situation gemacht?»

Aber Vorsicht: Dies darf nicht wie eine pädagogische Holzhammermethode daherkommen. Dann verweigern sich Kinder sofort. Bedenken sollte man: Nicht alle Kinder können mit Unterbrechungen umgehen, viele wollen erst den Spannungsbogen erzählt bekommen, um sich dann mit der Geschichte näher zu beschäftigen.

Auch bei der Nachbereitung gilt es, das Tempo des Kindes zu berücksichtigen. Manche steigen sofort ein, andere müssen Geschichten ein paar Mal hören, ehe sie bereit sind, sich auf sie einzulassen. Drei Formen der Nachbereitung bieten sich an:

- Da ist zunächst das Reden über die Geschichte, das durch Fragen initiiert werden kann. Je jünger die Kinder sind, desto weniger bietet sich dieser Zugang allerdings an. Bedeutsam ist in jedem Fall, mit den Fragen beim Kind, seinem gefühlsmäßigen wie sozialen Wissensstand zu bleiben. Ein Kind darf weder überfordert werden, noch darf es das Sprechen als Eindringen in seine Gefühlswelt empfinden. Hat man Kinder unterschiedlichen Alters vor sich, sind individuelle Gespräche angemessen.
- Manche Kinder setzen ihre Ängste, das Gehörte in Szene. Sie spielen das Durchlebte nach. Kinder sind Regisseure ihres Spiels, Erwachsene dann Statisten, Randfiguren, Beobachter, die nur eingreifen sollen,

wenn das Kind es wünscht. Spiele, in denen es um Ängste geht, verlaufen häufig sehr ritualisiert, geregelt, ja manchmal erwecken sie den Anschein von Monotonie, unendlich verlaufender Wiederholung. Aber dadurch bannt das Kind seine Ängste, bringt sie auf den Begriff, verarbeitet und bewältigt sie.

- Schließlich noch das Malen. Hier geben Kinder ihren Ängsten ein Gesicht. Vorschnelle Interpretationen des Gezeichneten sind allerdings fehl am Platze. Schwarze Farben deuten ebenso wenig auf depressive Verstimmungen hin wie ein großes Maul mit spitzen Zähnen auf unterdrückte Aggressionen. Fragen Sie Ihr Kind, lassen Sie sich eine Szene erklären, lassen Sie sich das Bild beschreiben. Fragen Sie nach, wenn Sie etwas nicht verstanden haben. Und vermeiden Sie Bewertungen wie «Oh, das ist ein schönes Bild!». Für Kinder geht es nicht um Schönheit, sondern um die Darstellung eigener innerer Bilder, und die sind nicht unbedingt schön. Und wenn ein Kind seine Bilder zerkritzelt, zerkratzt, vernichtet, so gibt das einen Ausdruck innerer Befindlichkeit. Das Kind ist noch nicht so weit, der äußeren Wirklichkeit standzuhalten. Es vernichtet das angstbesetzte Symbol. Kommentare wie «Das ist doch schade, dass du das kaputt machst!» sind dann nicht angebracht.

Noch ein Wort zur beigelegten CD. Sie hat zwei Funktionen.

1. Zunächst einmal dient sie dazu, dass man sich die entsprechende Geschichte *gemeinsam* mit dem Kind anhört. Manche Eltern sind verunsichert darüber, wie sie vorlesen oder erzählen sollen. Sie fangen dann erst gar nicht an. Hier hat die CD die Aufgabe, den Eltern Anregungen zu geben.

Aber auch beim Hören gilt: Das Kind bestimmt die Art und Weise, wie es sich der Geschichte nähert. Wünscht das Kind eine Unterbrechung, gar den Abbruch, so ist das zu gestatten. Die CD soll die mündliche Form der Vermittlung nicht ersetzen, sie soll sie initiieren oder ergänzen.

2. Zweifellos hat die CD einen weiteren Vorteil. Manche Kinder wollen die Geschichten ständig wiederholt haben. Das zerrt an den Nerven

selbst der geduldigsten Vorleser oder Erzähler. In der Wiederholung kann ein Kind sich immer wieder mit seinen Ängsten selbstbestimmt, in einer vertrauten Umgebung konfrontieren und sie auch verarbeiten. Wohlgemerkt: Die CD dient nicht dazu, die Kinder mit den Geschichten allein zu lassen. Die Einführung und die Begegnung mit den Geschichten bedarf der Begleitung durch eine Bezugsperson, der das Kind vertrauen kann, die Sicherheit und Geborgenheit vermittelt.

Zwei abschließende Hinweise: Auf der CD finden Sie alle im Buch abgedruckten Geschichten außer «Von Piraten und anderen Räubern.»

Der gedruckte Text im Buch und der gesprochene Text auf der CD stimmen nicht in allen Details überein. Ich habe mir beim Vorlesen die Freiheit genommen, das ein oder andere spontan zu ändern. Und so wird es auch Ihnen gehen, wenn Sie die Geschichten vorlesen.

Geschichten gegen Ängste

Melanie und Dracula

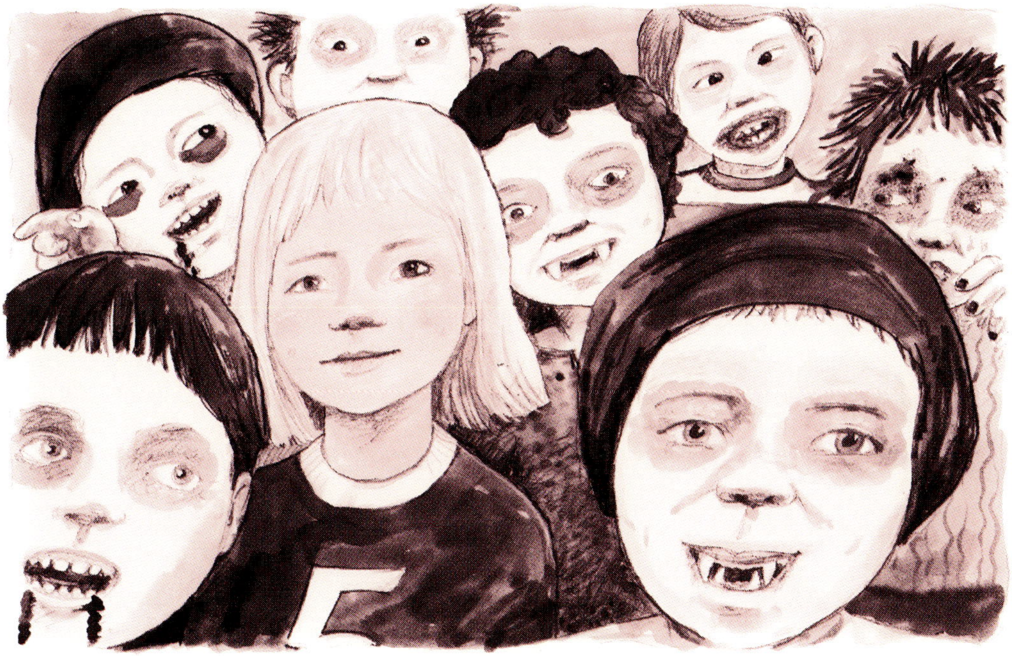

In dieser Geschichte geht es um die Auseinandersetzung mit neuen Situationen und mit der Angst vor Trennung. Schon der Besuch des Kindergartens stellt eine besondere Herausforderung dar, Melanies Umzug verschärft die Situation noch. Sie zeigt jedoch, wie sie mit einem selbst geschaffenen Ritual die Situation meistert. Doch dazu braucht sie Zeit – und diese Zeit wird ihr, auch wenn es manchen Erwachsenen schwer fällt, gelassen. Melanie geht ungewöhnliche Wege, aber die anderen Kinder gehen damit wie selbstverständlich um. Melanie glaubt an die Kraft des selbst entworfenen Vampir-Rituals. Und als sie selbstsicher genug ist, stark genug, um sich den Herausforderungen der Nahwelt zu stellen, braucht sie das Ritual nicht mehr. Sie schafft es ab. Sie geht nun ihren eigenen Weg.

Im Nachgespräch kann man danach fragen, wie man sich anstelle von Melanie verhalten hätte. Das Gespräch kann sich darum drehen, was Kinder in unsicher machenden Situationen noch Halt geben kann (z. B. ein Talisman, das Kuscheltier).

Melanie ist umgezogen. Jetzt wohnen Melanie und Mama und Papa und ihr kleiner Bruder Paul in einem Haus ganz für sich allein. Wenn sie zu ihrer alten Wohnung wollen, müssen sie erst ein Stück mit dem Bus fahren und dann mit der S-Bahn. Das dauert fast eine Stunde. So weit weggezogen sind sie. Deshalb ist Melanie oft traurig. Sie vermisst Janina und Savantjy, ihre besten Freundinnen. Und sie vermisst die Nachbarin, Tante Elsa, mit ihrem zotteligen Hund Erwin, der sich so gerne streicheln lässt.

Melanie sitzt in ihrem Zimmer und starrt aus dem Fenster. Mama stellt sich hinter sie.

«Na komm», tröstet Mama sie, «nun mach mal nicht so ein Gesicht. Du hast doch jetzt ein eigenes schönes Zimmer!»

Sie nimmt Melanie in den Arm. Aber Melanie will sich nicht trösten lassen und starrt weiter aus dem Fenster.

«Das wird schon wieder. Du musst nicht so traurig sein.»

Sie legt ihren Arm um Melanies Schultern.

«Und bald bist du fünf und unsere große Melanie! Dann kannst du doch nicht mehr so ein Regenwettergesicht machen.»

Melanie reißt sich los und stampft wütend mit dem Fuß auf: «Ich will aber traurig sein!»

Mama schüttelt ratlos den Kopf.

«Und ich will einen Erwin, wie den von Tante Elsa!»

«Wie bitte?», fragt Mama ganz erschrocken.

«Ich will einen Hund! Wenigstens einen Hund wie Erwin will ich!», sagt Melanie.

«Aber Melanie, lass uns damit warten, bis du ein bisschen größer bist, ja?» Mama streichelt Melanie über den Kopf.

«So, und jetzt räum noch deine Sachen in die Kiste. Denk dran, morgen früh hast du dafür keine Zeit mehr. Morgen früh gehst du in den Kindergarten.»

Der Kindergarten!, denkt Melanie voller Schreck. Den hat sie ja völlig vergessen. Melanie hat ein bisschen Angst vor dem Kindergarten. Vor den blöden Jungs, die einen bestimmt immer ärgern. Vor den doofen Mädchen, die sie vielleicht nicht als Freundin haben wollen. Und vor Beate, der Erzieherin.

«Du, die schimpft gleich, wenn du Unsinn machst», hat Mama am Schnuppertag im Kindergarten gesagt. Dabei hatte Beate so nett ausgesehen.

Melanie räumt ein paar Spielsachen in die Holzkisten, als Paul in ihr Zimmer krabbelt. Paul! So ein kleiner Bruder kann ganz schön nerven. Der darf alles, und ich darf nichts, denkt Melanie oft. Bei jedem Streit bekommt sie die Schuld. Bloß, weil Paul noch so klein ist. Paul schaut Melanie einen Moment lang zu, denn fängt er an, die aufgeräumten Spielsachen wieder aus der Kiste zu holen.

«Hör auf!», ruft Melanie.

Doch Paul lässt sich nicht stören. Grinsend macht er weiter, bis Melanie ihn beiseite schubst.

«Blöder Paul!»

Sofort fängt er an zu schreien, und schon stürzt Mama ins Zimmer.

«Melanie, was ist passiert?»

«Nichts.» Melanie zuckt mit den Schultern.

«Wenn der immer meine Spielsachen ausräumt!»

Aber Mama hört gar nicht zu.

«Was meinst du, wenn die Kinder das im Kindergarten mit dir machen? Wenn die so grob und böse zu dir sind und dich so ärgern?»

«Dann hol ich meine Freunde», sagt Melanie.

«Deine Freunde?», fragt Mama.

«Ja, meine Freunde eben!», antwortet Melanie.

«Glaubst du, die anderen Kinder wollen dich als Freundin haben, wenn du so frech bist?», fragt Mama.

«Wirst du schon sehen!», sagt Melanie und stapft wütend aus dem Zimmer. Dabei streckt sie Paul die Zunge raus.

«Melanie, du spinnst wohl!» Mama ist nun wirklich sauer.

«Das werdet ihr schon noch sehen», sagt Melanie nochmal und springt die Treppenstufen hinunter in den Keller. Dort unten steht nämlich die Kiste mit den Sachen, die man zum Verkleiden braucht.

Als es draußen dunkel wird, liegt Melanie schon im Bett. Mama hat sich zu ihr auf die Matratze gesetzt.

«Mama, ich hab ein bisschen Angst vor morgen.»

«Wovor denn?»

«Na, wenn die anderen blöd sind und mich kneifen und schubsen und so», sagt Melanie und kuschelt sich noch enger in die Decke.

«Ach Melanie, das gibt sich, wenn die sich erst an dich gewöhnt haben und du groß bist.»

«Und wann bin ich groß?»

Mama denkt nach.

«Mmmh», sagt sie, «wenn du fünf bist, vielleicht?»

Melanie legt die Stirn in Falten und tut so, als würde sie durch Mama hindurchschauen.

Sie sagt ganz leise: «Dann müsst ihr mir helfen, bis ich fünf bin.»

«Wer soll dir helfen?», fragt Mama.

«Ach, Mama, das verstehst du nicht.»

Am nächsten Morgen wartet Mama mit dem Frühstück. Melanie bummelt wie gewöhnlich. Aber diesmal dauert es besonders lange.

«Melanie!», ruft Mama schon zum sechsten Mal. «Was machst du denn da oben im Badezimmer? Du kommst gleich am ersten Tag zu spät zum Kindergarten, wenn du dich jetzt nicht beeilst!»

Endlich erscheint Melanie am Frühstückstisch. Als Mama sich zu ihr umdreht, bekommt sie einen fürchterlichen Schreck.

Vor ihr steht ein Vampir! Melanie hat sich ihr Gesicht weiß geschminkt und einen dunklen Umhang umgelegt. In ihrem Haar glänzt Gel.

«Wie siehst du denn aus?» Mama ist entsetzt und schlägt sich mit der Hand an die Stirn.

«Bist du völlig durchgedreht? Wasch das ab! Und zwar sofort!»

Melanie schüttelt den Kopf.

«So kannst du nicht in den Kindergarten!», sagt Mama ernst.

«Dann geh ich eben nicht. Dann bleib ich hier», sagt Melanie bockig.

Weil Mama keine Lust auf lange Streitereien hat, gibt sie nach: «Gut, wenn du dich lächerlich machen willst, dann geh so. Bitte schön.»

Melanie zieht ihren Umhang noch fester um die Schultern.

«Seht ihr», flüstert sie, «jetzt müsst ihr auf mich aufpassen.»

«Mit wem redest du denn?», fragt Mama misstrauisch.

«Mit meinen Freunden», antwortet Melanie.

Melanie und Mama machen sich auf den Weg in den Kindergarten.

Vorneweg läuft Melanie, als Vampir verkleidet, ein paar Schritte dahinter Mama, als habe sie mit dem komischen Wesen vor ihr nichts zu tun.

Melanie geht gleich in ihren Gruppenraum. Am Schnuppertag hat sie sich genau gemerkt, wo der ist. Und Mama geht zu Beate, um sich zu entschuldigen. «Morgen ist sie wieder normal», verspricht sie. Aber Beate findet das gar nicht so schlimm, dass heute ein Vampir im Kindergarten ist.

«Das gibt sich», sagt Beate bloß.

Als Mama Melanie zum Abschied umarmen will, faucht sie: «Lass mich, sonst beiß ich dich!»

Melanie ist gleich von den anderen Kindern umringt. «Bist du ein echter Vampir?» – «Bist du gefährlich?» – «Beißt du?» Max und Ole trauen sich ganz nah an Melanie heran.

«Du heißt bei uns Vampi», sagt Max nach einer Weile zu Melanie. Und dann spielen sie zusammen. Am Ende des Tages fragt Max neugierig:

«Kommst du morgen auch so?» Melanie nickt.

«Cool!», findet Max.

Von nun an geht Melanie jeden Tag als Vampir verkleidet in den Kindergarten. Jeden Morgen verwandelt sie sich. Sie stellt sich auf einem Hocker vor den Spiegel im Badezimmer, nimmt die weiße Schminkfarbe und verteilt sie auf ihrem Gesicht. Dann malt sie sich dunkle Ringe um die Augen und zwei gefährliche Vampirzähne, die links und rechts aus dem Mund wachsen. Zum Schluss kommt noch Gel in die Haare, dann legt sie sich den Umhang um die Schultern. Mit den Worten «Freunde, jetzt muss ich los» geht sie aus dem Badezimmer.

Jetzt ist sie Vampi.

Die Kinder im Kindergarten finden Melanies Verkleidung toll. Denn Melanie sieht nicht nur aus wie ein Vampir, sie kann auch viele Geschichten über echte große und kleine Vampire erzählen.

«Warum verkleidest du dich denn immer?», fragt Thorben eines Tages. «Ich darf das nur zu Fasching.»

«Weil Vampire meine Freunde sind», antwortet Melanie.

«Aber Vampire sind doch gefährlich, die beißen und saugen Menschen das Blut aus», sagt Thorben mit großen Augen.

«Meine nicht», sagt Melanie. «Meine Vampire beschützen mich.»
«Und woher weißt du das?», fragt Thorben.
«Das weiß ich eben. Meine Vampire beschützen alle Kinder, bis sie groß sind. Das haben sie mir versprochen.»
Am Nachmittag treffen Melanie und ihre Mama Beate in der Stadt. Fast hätte Beate Melanie gar nicht erkannt, weil sie so aussieht wie jedes andere Mädchen. Schon rennt Melanie auf sie zu und umarmt sie.
«Hallo, Beate!»
«Mensch, Melanie, so kenn ich dich ja gar nicht!», lacht Beate. Melanie sieht zu Beate hoch.
«Ich hab die Vampis zu Hause gelassen. Die schlafen jetzt. Die müssen sich ausruhen.»
«Du hast deine Vampis gerne, was?»
Melanie nickt. «Ja, das sind meine Freunde, die sind immer da und helfen mir.»
«Und wie lange werden sie dir noch helfen?»
Melanie denkt kurz nach, dann sagt sie: «Bis ich groß bin.»
«Und wann bist du groß?», fragt Beate.
«Wenn ich fünf bin, dann bin ich groß. Das hat Mama gesagt. Wenn ich fünf bin, dann ärgern mich die Jungs nicht mehr und schubsen mich. Dann bin ich groß. Dann kann ich alleine.»
«Hast du das mit den Vampis abgesprochen?»
Melanie nickt mit dem Kopf.
«Haben die mir versprochen! Wenn ich groß bin, dann kann ich alleine.»
Melanie geht auch in den nächsten drei Wochen jeden Tag als Vampir verkleidet in den Kindergarten.
Dann endlich hat sie Geburtstag.
An ihrem Geburtstag darf Melanie etwas später in den Kindergarten kommen. Denn die Kinder und Beate haben sich eine Riesenüberraschung ausgedacht: ein Vampir-Geburtstagsfest.
Erst verwandeln sie den Gruppenraum in eine finstere Vampir-

höhle. Dann decken sie den Frühstückstisch. Es gibt dunkelroten Vampirkuchen und Blutorangensaft und Lollis in Form von Vampirzähnen.

Max und Ole und Thorben haben sich ein gruseliges Vampirlied ausgedacht. Und alle Kinder haben sich heute als Vampire verkleidet. Das soll eine besondere Überraschung für Melanie werden.

Als Melanie den Kindergarten betritt, verstecken sich alle. Katharina ist die Erste, die es bemerkt. «Melanie ist ja gar nicht verkleidet!», ruft sie.

«Melanie, wie siehst du denn aus?», schreit Ole.

«Oh, sieht die bescheuert aus!», brüllt Max.

«Melanie, das gibt's doch gar nicht!», sagt auch Beate überrascht, bevor alles im Geschrei und Getobe der vielen Vampire untergeht.

Nur Melanie steht ganz ruhig im Gruppenraum und zuckt mit den Schultern.

«Ich bin doch jetzt fünf. Ich brauch meine Freunde nicht mehr, ich bin doch jetzt groß!»

Und dann feiern sie doch noch das Vampirgeburtstagsfest. Ein Fest für ihre Freunde, wie Melanie es sich wünscht.

«Die freuen sich bestimmt darüber», sagt sie.

Später nimmt sie ein Glas Blutorangensaft und verkriecht sich in die dämmrige Vampirhöhle. Und ehe sie sich's versieht, ist ihr halb volles Glas plötzlich leer.

Als sie wieder aus der Höhle kriecht, sitzt Max schon vor ihr und grinst sie an. Dabei kaut er auf einem langen Strohhalm herum. Melanie setzt sich zu ihm und gibt ihm einen Klaps auf den Rücken.

«So, Max, nun bin ich groß!»

Klara, das Känguru, und der Zauberstein

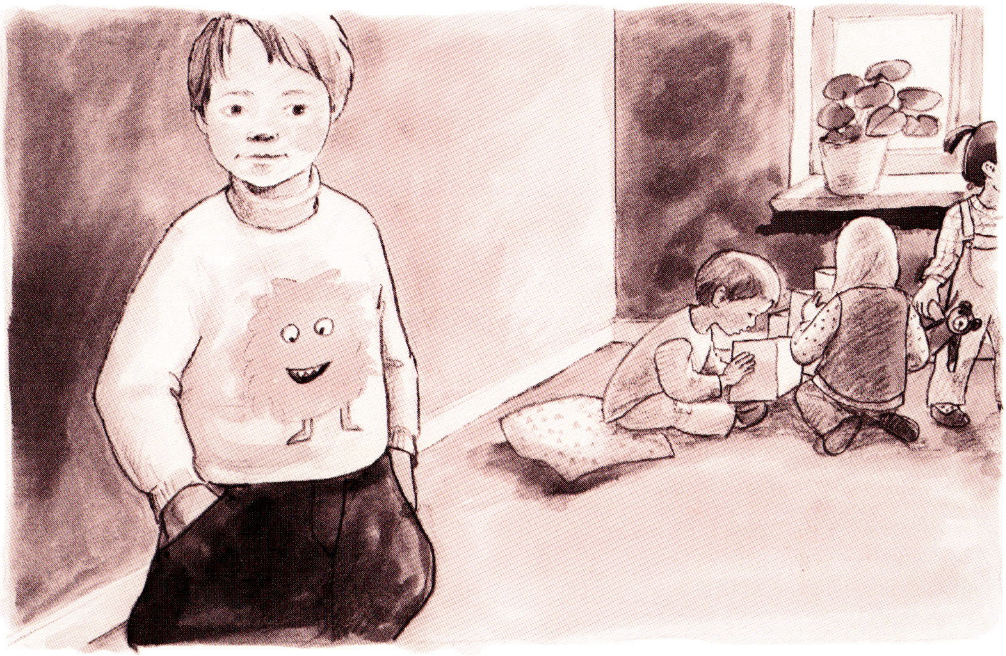

Manche Kinder reagieren auf neue Situationen ungewohnt, unsicher, andere gehen eine Zeit lang selbstbewusst in den Kindergarten oder in die Schule, zu Oma oder zu Freunden, um dann von einem Tag auf den anderen schüchtern, zurückhaltend, verunsichert zu sein. Erwachsene forschen schnell nach Ursachen, finden häufig keine, sind dann auch verunsichert, machen das Kind dadurch nicht unbedingt selbstbewusster. Wieder andere Erwachsene nehmen die Ängste nicht ernst («Du brauchst doch keine Angst zu haben!») oder beschwichtigen («Das geht bald vorüber!»). Lucie, die Erzieherin in der Geschichte, wählt einen anderen Weg. Sie erzählt von einem ängstlichen Känguru, das mit magischen Mittel lernt, sich seinen Ängsten zu stellen. Es handelt sich um eine Geschichte in der Geschichte. Dieser Weg ist bewusst gewählt. So können sich die zuhörenden Kinder zweifach identifizieren.

Die Geschichte regt dazu an, eigene Möglichkeiten zu entwickeln, mit sozialen Unsicherheiten in ungewohnten Situationen fertig zu werden, ohne sich zu überfordern. Kinder mögen diese Geschichte besonders, dient sie doch dazu, eigene Symbole zu entwickeln, um sich eigenständig mit der Alltagssituation auseinander zu setzen.

Der kleine Alex geht eines Tages nur noch ungern in den Kindergarten. Er wirkt ängstlich, verunsichert. Aber wenn man ihn fragt, antwortet er nur: «Ich weiß nicht, wovor ich Angst habe!»

Alle sind besonders nett zu Alex, aber nichts hilft. Er bleibt traurig. Eines Tages nimmt ihn Lucie, seine Erzieherin, die er sehr mag, beiseite. Lucie erzählt ihm die Geschichte von «Klara und dem Zauberstein».

Klara ist ein kleines Känguru. Klara ist ängstlich. Man hänselt sie. Sie steht abseits. Keiner spielt mit ihr. Klara geht zu ihrem Moam, dem grauhaarigen Känguru-Opa, und der erzählt: «Mir ist es auch so gegangen, Klara. Ich war so wie du. Aber als ich eines Tages so allein stand, so ganz traurig, da hörte ich eine Stimme vom Geist Blaufuchs: ‹Ich weiß, wie du stark und fröhlich werden kannst›, hat er gesagt.

‹Es gibt einen Zauberstein, Achatus genannt. Der macht stark und fröhlich.›

Ich musste in einen dunklen Wald gehen, aber die Glühwürmchen haben mir mit ihren Lampen geleuchtet. Dann habe ich den dunklen Indianer Hulahula getroffen. Der hat mich begleitet, bis ich vor einer Höhle stand.

Davor lag ein Löwe, der Löwe Leopold. Der Löwe weinte und war traurig. Er war ein alter Löwe, ein Löwen-Opa, so wie ich heute Moam, der Känguru-Opa bin. Alle seine Verwandten waren gestorben. Ich habe den Löwen in den Arm genommen.

‹Armer Löwe›, habe ich gesagt. Da ist der Löwe wütend geworden: ‹Ich bin kein armer Löwe›, hat er gebrüllt. ‹Ich bin ein starker Löwe. Aber ich bin auch mal traurig.›

‹Starker, trauriger Löwe›, habe ich dann gesagt. Und wir beide haben uns umarmt. Da freute sich der Löwe Leopold und weinte vor Glück. Und dann hat mich der Löwe Leopold gefragt: ‹Was machst du hier?› – ‹Ich such den Stein Achatus, den Stein gegen das Traurigsein›, habe ich geantwortet.

‹Darauf sitze ich›, hat der Löwe Leopold gelacht. ‹Aber das ist kein Stein gegen das Traurigsein. Wenn du den hast, fühlst du dich stark. Und wenn du stark bist, wirst du auch mal traurig sein, sonst wüsstest du nie, was glücklich ist. Ich schenk ihn dir, ich brauch ihn nicht mehr, ich bin ein starker, ein trauriger und glücklicher Leopold.›

Dann ist der Löwe Leopold langsam aufgestanden, und ich konnte einen blauen, funkelnden Stein sehen. Ich habe ihn genommen, in meinen Känguru-Beutel gesteckt, mich bei dem Löwen Leopold bedankt und bin nach Hause gegangen.»

«Und dann warst du stark?», fragt Klara. Moam nickt. «Aber auch traurig», sagt Moam, «als meine Mutter und mein Vater gestorben sind. Ich habe viele Tränen geweint. Aber ich hatte meinen Achatus.»

«Wo ist er jetzt?», will Klara wissen. Moam holt ihn aus seiner Bauchtasche und gibt ihn Klara. «Fass ihn an», sagte Moam, «wenn du glücklich bist, drücke ihn, wenn du traurig bist, bedanke dich bei ihm.»

Klara nimmt den Achatus, steckt ihn in ihren Känguru-Beutel und hüpft mit großen Sprüngen davon.

Alex hat aufgeregt zugehört. Zweimal will er die Geschichte an diesem Tag noch von Lucie hören. Danach immer wieder. Er kennt die Geschichte fast auswendig. Am dritten Tag, nachdem Lucie die Geschichte zum ersten Mal erzählt hat, kommt Alex mit ausgebeulten Hosentaschen in den Kindergarten, geht auf Lucie zu, flüstert ihr etwas ins Ohr und springt schnell davon – die Taschen mit den Händen zuhaltend, damit nichts herausfällt.

Tamara und die Krokodile

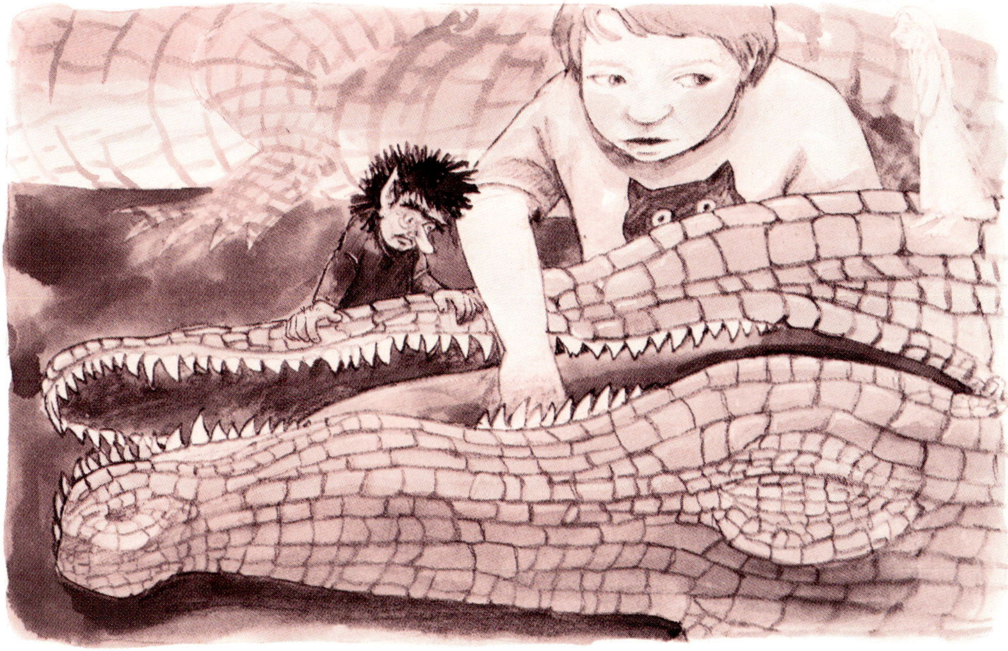

Diese Geschichte knüpft an die vorangegangene an – allerdings mit einem anderen Thema. Viele Kinder setzen sich zwischen dem zweiten und sechsten Lebensjahr mit Einschlafproblemen auseinander. Sie liegen im Bett, schummrige Dunkelheit umgibt sie, ihre Augen sind offen, die Ohren gespitzt. Aus Schatten werden Monster, aus undefinierbaren Geräuschen die Schritte von bösen Geistern. In dieser Geschichte geht es um Rituale, die Ängste bannen. Rituale haben nur dann eine die Angst bannende Kraft, wenn Kinder sie selbst entwickeln und daran glauben. Kinder befinden sich vom dritten Lebensjahr bis in das Grundschulalter hinein in einer magisch-phantastischen Phase. Für sie haben Rituale geheimnisvolle Kräfte. Kinder wissen häufig nicht, warum, aber das macht nichts. Entscheidend ist das Ergebnis.

Die Geschichte kann unter zweierlei Blickwinkel benutzt werden: Zunächst kann man sie bei Einschlafproblemen einsetzen, um mit dem eigenen Kind Rituale zu entwickeln. Dann bietet sie sich auch an, um die generelle Bedeutung von Ritualen aufzuzeigen. Kinder «fahren» hierauf besonders ab, haben für sie Rituale doch eine Halt gebende Bedeutung in einem manchmal unsicheren Alltag.

Tanja ist sieben Jahre alt. Sie hat Angst vor schrecklichen Krokodilen, die sie nachts besuchen. «Die sitzen in allen Ecken», erzählt Tanja ihrer Mutter. «Die wollen mich fressen, die sind viel schlimmer als Hexen.»

Ihre Mutter ist erstaunt: «Wieso denn das?»

«Wenn es eine Hexe wäre, dann würde ich sie verbrennen wie Hänsel und Gretel ihre Hexe», antwortet Tanja ganz selbstbewusst.

«Bei den Krokodilen hast du keine Idee?», fragt die Mutter lächelnd.

Tanja schüttelt den Kopf. «Hab schon so viel nachgedacht! Mir fällt nichts ein!»

Sie sieht ihre Mutter fragend an: «Weißt du nicht etwas?»

Die Mutter denkt kurz nach: «Ich erzähl dir eine Geschichte», sagt sie dann.

Das ist die Geschichte von Tamara und dem Zaubersand. Tamara ist ein kleines Mädchen. Das kann nicht einschlafen, weil es an so viel denken muss. Und wenn sie an alles gedacht hat, dann kann sie die Augen erst recht nicht zumachen. Als sie mal wieder verzweifelt darüber ist, dass ihre Augen nicht zufallen wollen, da erscheint die Fee Ohneschlaf bei ihr. Sie kann auch niemals schlafen. «Aber es gibt einen Schlafstein. Wer den hat, kann immer schlafen.» Wo der denn sei, fragt Tamara. Und die Fee Ohneschlaf erzählt von einer Höhle, davor liegen bissige Krokodile: «Die schlafen nie, weil sie den Stein bewachen.» Die Fee weiß, dass die keinen hineinlassen. «Aber ich möchte wieder einmal schlafen», sagt die Fee voller Traurigkeit. Und fügt entschlossen hinzu: «Ich möchte den Schlafstein holen.»

«Ich komme mit», ruft Tamara, zieht sich an, und beide machen sich auf den Weg. Unterwegs treffen sie viele Tiere. Und als Tamara und die Fee Ohneschlaf erzählen, dass sie den Schlafstein holen wollen, sind alle begeistert. Der alte Uhu, der tagsüber nicht mehr schlafen kann, das taube Kaninchen, das immer die Augen offen halten muss, die Fledermaus, die den Lärm der Stadt nicht mehr erträgt.

Als sie kurz vor dem Ziel sind, überlegen sie hin und her, wie sie die Krokodile überlisten können, aber ihnen fällt nichts ein. Da tritt ihnen ein kleiner, grauhaariger Gnom in den Weg. Sie erzählen von ihrem Vorhaben. Er sagt: «Ich habe das schon immer vorgehabt, den Schlafstein zu holen. Auch ich kann nicht mehr schlafen.» Er schaut Tamara und die Fee geheimnisvoll an: «Ich habe sogar ein Zaubermittel erfunden, um die Krokodile zum Schlafen zu bringen.» – «Aber warum hast du das noch nicht ausprobiert?», fragt Tamara erstaunt. «Ich hab mich noch nicht getraut», antwortet der Gnom. «Wie geht denn das Zaubermittel?», fragt Tamara neugierig. Der Gnom lacht: «Ganz einfach! Reibe dreimal deine Hände, dann dreh dich zweimal nach rechts, einmal nach links und reibe zweimal die Hände. Öffne die Hand und puste das Pulver und sage: Ihr werdet schlafen.»

Tamara und Ohneschlaf gehen mit Herzklopfen zu den Krokodilen, die mit aufgesperrten Mäulern auf sie zukriechen. «Mhmm, frisches Fleisch!», freut sich das gruselige Oberkrokodil. Da reibt Tamara dreimal ihre Hände. Doch die Krokodile kommen näher und näher. «Mach schneller», ruft die Fee Ohneschlaf. Tamara dreht sich langsam zweimal nach rechts, einmal nach links. «Schneller, schneller», schreit die Fee Ohneschlaf. Tamara reibt sich zweimal die Hände. «Schneller, mach schneller, die sind gleich da!», Fee Ohneschlaf ist ganz verzweifelt. Dann pustet Tamara den Zaubersand zu den Krokodilen hinüber: «Ihr werdet schlafen!» Und tatsächlich: Die Krokodile werden langsamer. Tamara atmet erleichtert auf, ist aber immer noch vorsichtig. Die Krokodile werden langsamer und langsamer, mit einem Male strecken sie alle Glieder von sich, die Augen fallen ihnen zu, und sie fangen an zu schnarchen. Tamara fasst dem Oberkrokodil vorsichtig in den Rachen. Doch das regt sich nicht. «Tiefschlaf», triumphiert Tamara. «Es hat geklappt, es hat geklappt», schreit der Gnom aus dem Hintergrund und hüpft vor Aufregung von einem Bein aufs andere. Tamara, der Gnom und Fee Ohneschlaf steigen über die Krokodile, schieben die Felsplatte beiseite und finden den matt glänzenden Schlafstein. Tamara hebt ihn auf, und sie gehen zurück.

Es hat sich schnell herumgesprochen, dass Tamara und Ohneschlaf den Schlafstein gefunden haben: Die Fledermaus kommt, der alte Uhu, das taube Kaninchen. Sie finden Tamara, Ohneschlaf und den Gnom, wie sie im Kreis liegen, den Schlafstein in der Mitte, und tief und fest schlafen. Da fängt auch der Uhu an zu gähnen, und auch das Kaninchen gähnt und die Fledermaus, und wenn sie nicht aufgewacht sind, dann schlafen sie noch heute!

«Toll!», sagt Tanja, die mit glühenden Ohren zugehört hat. «Aber wie war noch das Zaubermittel?» Die Mutter wiederholt: «Reibe dreimal deine Hände. Dreh dich zweimal nach rechts, einmal nach links, reibe zweimal die Hände, öffne die Hand, puste das Pulver und sage: Ihr werdet schlafen.»

Bevor Tanja nun zu Bett geht, reibt sie dreimal die Hände, dreht sich zweimal nach rechts, einmal nach links. Dann reibt sie noch zweimal die Hände. Und schließlich pustet sie kräftig ihr Zaubermittel im Zimmer herum und sagt: «Ihr werdet schlafen!»

Das macht sie jetzt jeden Abend so. Zwar denkt Tanja immer noch über den Tag nach, aber irgendwann schläft sie ruhig ein – bewacht von schlafenden Krokodilen.

Oliver und die Monsterschiffchen

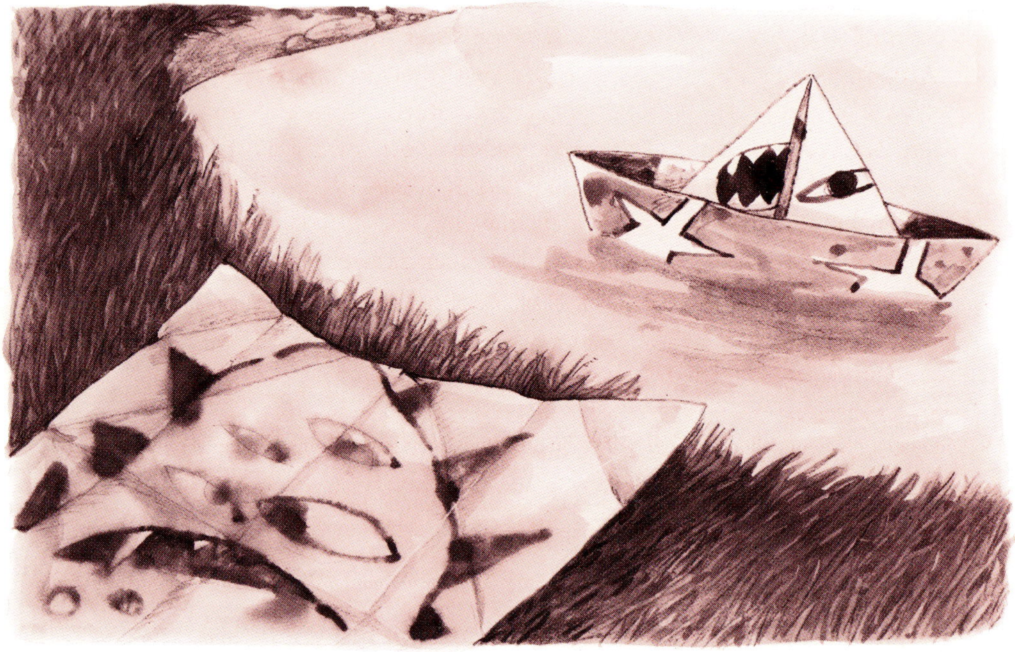

Viele Kinder entwickeln Vernichtungsängste, die sich an bestimmte Symbole (Monster etc.) binden. Dies ist normaler Ausdruck einer Entwicklungsphase, die Kinder zwischen dem zweiten und fünften Lebensjahr durchlaufen. Manche Eltern nehmen Kinder in dieser Phase nicht ernst: Sie reden die Ängste klein, beschwichtigen oder wollen das Problem für ihre Kinder lösen. Damit machen sie die Kinder unselbständig. Und Eltern dürfen sich dann nicht wundern, wenn die Kinder mit ihren Ängsten ständig zu ihnen kommen, damit sie Lösungsvorschläge erarbeiten. Nicht selten endet das in Ohnmacht und Hilflosigkeit, wissen doch Eltern häufig nicht weiter. Olivers Eltern gehen einen anderen Weg. Sie ermutigen ihren Sohn, eigene Ideen zu erarbeiten und sie in die Realität umzusetzen. In Form der Monsterschiffchen bringt Oliver seine Ängste auf den Begriff und damit zum Verschwinden. Bei Ängsten vor Monstern und Konsorten bietet die Geschichte Anregungen, wie Kinder diese besiegen können. Olivers Vorgehen kann den Kindern Mut machen, sich den Ängsten zu stellen, nicht vor ihnen davonzulaufen oder sie von gut meinenden Eltern bearbeiten zu lassen.

Oliver hat beim Einschlafen Angst vor fliegenden Monstern mit grässlichen Gesichtern. Die besuchen ihn und bringen ihm einen unruhigen Schlaf. Olivers Eltern versuchen, ihm die Monster auszureden. «Oliver», sagen sie, «diese Monster gibt es nicht.»

«Das Ende vom Lied war», so die Eltern genervt, «einer von uns hielt an Olivers Bett Schlafwache.» Die Eltern wirken gestresst.

Dann hat der Vater eine Idee. Er bittet Oliver um ein Gespräch. «Oliver, deine Monster müssen ziemlich frech sein, wenn die jeden Abend zur dir kommen. Und außerdem finde ich sie ziemlich feige!»

«Wieso?», fragt Oliver erstaunt.

«Wenn die nur dann kommen, wenn ich nicht da bin, dann müssen die ziemlich feige sein! Ich finde, die spielen ein blödes Spiel mit dir!» Oliver runzelt die Stirn.

«Aber ich weiß wirklich nicht mehr weiter!» Die Stimme des Vaters klingt verzweifelt. «Ich hab ja deine Gespenster noch nie gesehen. Wenn ich nur wüsste, wie die aussehen ...»

«Was machst du dann?»

«Dann könnte ich zur Polizei gehen und einen Steckbrief aufgeben. Dann könnten wir die suchen!»

Oliver lacht.

«Also, wenn ich doch nur wüsste, wie die aussehen!», wiederholt der Vater.

«Ganz gruselig!», ruft Oliver plötzlich. Und dann beschreibt er seinem Vater die Monster: «Groß sind die. Und kräftig. Und haben ganz böse Gesichter. Ganz dunkle Augen, lange Nasen und einen großen Mund mit scharfen Zähnen!»

«Komm, lass sie uns malen!», sagt der Vater. Und Oliver zeichnet ein Monster, dann noch eins, dann noch eins, dann noch eins ... Schließlich liegen viele Blätter vor ihm auf dem Tisch.

«Blöde Monster!», ruft er.

«Sehen die so aus?», fragt der Vater. Oliver nickt.

«Wie kriegen wir die nur weg? Ich hab da keine Idee!» Der Vater schüttelt seinen Kopf.

«Papa», ruft Oliver plötzlich und schlägt sich mit der Hand vor die Stirn: «Meine Monster fliegen doch. Die haben Angst vor Wasser!»

«Vor Wasser?», fragt der Vater erstaunt.

«Ja, vor Wasser!», erklärt Oliver bestimmt. «Vor Wasser haben die Angst!»

Oliver überlegt ernsthaft, seine Augen schauen nach oben. Mit einem Male lächelt er. «Weißt du!», ruft er ganz aufgeregt: «Ich hab da eine Idee! Ich bau aus den Monsterbildern Papierschiffchen, und die kommen in unseren Teich.»

«Wie bitte?», meint der Vater. «Wie bitte?», wiederholt er.

Oliver, ganz selbstbewusst: «Wir lassen die Papierschiffchen schwimmen. Und dann tue ich Steine rein, und dann gehen die Monsterschiffchen unter.»

«Oder ...» Oliver überschlägt sich förmlich, «die Monsterfratzen lösen sich im Wasser auf, und dann kann man sie nicht mehr sehen.»

Bevor Oliver zu Bett geht, malt er mit großer Begeisterung die hässlichsten Monsterfratzen. Dann faltet er daraus Papierschiffchen. Er geht damit zum Gartenteich. Der Vater darf ihn begleiten, aber die Monsterschiffchen nicht anfassen.

«Das sind *meine* Monster», erklärt Oliver. Er kniet am Rand des Teiches, lässt jedes Monsterschiffchen ins Wasser, beschwert es mit Sand und Steinen, murmelt einen Zauberspruch, den er sich ausgedacht hat, ganz leise vor sich hin. Olivers Vater kann nichts verstehen, und Oliver will seinem Vater den Zauberspruch auch nicht verraten. «Sonst wirkt der nicht», erklärt Oliver. Nur beim genauen Hinhören versteht der Vater einen Satzfetzen: «... böse Luftmonster müssen verschwinden, damit sie keine Kinder erschrecken.»

Oliver geht dann mit seinem Vater ins Haus. Er schläft in dieser Nacht ruhig ein und wacht auch nachts nicht auf. Die Eltern sind völlig überrascht, als Oliver ihnen am nächsten Morgen wie selbstverständlich erklärt, er habe keine Angst gehabt, denn die Luftmonster seien im Wasser verschwunden. Oliver geht in den Garten, findet aufgeweichte Papierschiffchen im Wasser. Er nimmt eines, faltet es auseinander und blickt in eine völlig verschwommene Fratze.

«So kannst du mich nicht erschrecken», hört ihn die Mutter sagen. «So nicht! Das hast du davon!»

Das Spiel mit den Monsterschiffchen wiederholt sich jeden Abend. Nach vier Tagen malt der Vater seinem Sohn eine Urkunde, darin steht: «Für Oliver, den Erfinder des Monsterschiffes.» Die Mutter entwirft eine Anerkennungsmedaille: «Für Oliver, den siegreichen Helden, der die Luftmonster zum Verschwinden gebracht hat.»

Oliver hängt die Urkunde und die Medaille über sein Bett: «Damit die, die noch einmal kommen, sehen, mit wem sie es zu tun haben!»

Etwa vier Wochen nach Erfindung des Monsterschiffes meint Oliver eines Abends: «Ich brauch die nicht mehr. Das hat sich bei denen rumgesprochen. Die kommen nicht mehr. Ich hab sie vertrieben!»

Kapitän auf großer Fahrt

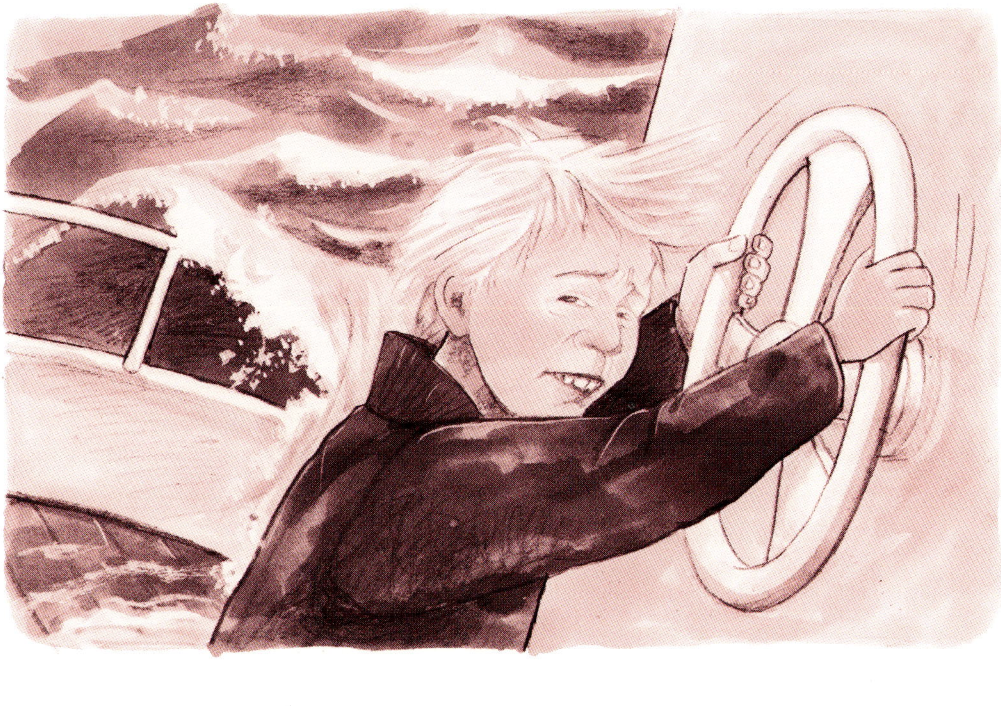

Mit dem «kleinen Geschäft» haben Kinder manchmal mehr oder weniger große Probleme. Dabei kann sich das Einnässen länger hinziehen, als es Erwachsene aushalten. Und nicht selten üben sie Druck aus, was den Druck auf das Kind noch erhöht. Und manchmal geht Kindern etwas «an die Nieren», und die reagieren dann entsprechend. Zunächst müssen organische Ursachen ausgeschlossen werden, muss man eine urologische Untersuchung vornehmen lassen. Und sollte sich hier kein Befund zeigen, kann die Geschichte durchaus ihre positive Wirkung entfalten. Aber wohlgemerkt: Sie ist kein Allheilmittel, dies vor allem dann nicht, wenn hinter dem Einnässen ein Hilferuf des Kindes steckt, das Einnässen ein Weinen nach unten darstellt.

Ein Hinweis: Lesen Sie diese Geschichte in einer ruhigen, entspannten Situation vor, achten Sie auf die Reaktion Ihres Kindes. Einnässende Kinder, die sich mit der Situation des Protagonisten identifizieren, lassen sich schnell faszinieren, wollen die Geschichte immer und immer wieder hören. Gespräche darüber blocken sie nicht selten ab. Häufiger entwickeln sie eigene Geschichten darüber, wie sie reagiert hätten. Und auch, wenn es nahe liegt: Fragen Sie nicht danach, warum der Junge mit dem Einnässen aufgehört hat. So zerstören Sie den Zauber dieser Geschichte!

Florian ist ein etwas zierlicher Junge. Er ist sieben Jahre alt und an vielen Dingen interessiert. Florian hat ein kleines Problem, über das er unglücklich ist. Er macht nachts manchmal noch in die Hosen, dann sind sein Schlafanzug und die Matratze nass. Als seine Eltern fragen, ob er schlecht träume, wenn er in die Hosen macht, antwortet er nur: «Ich träume, ich bin Kapitän auf einem Schiff. Ich komme in einen Sturm. Da sind ganz hohe Wellen. Dann werde ich nass und friere. Und dann habe ich eine nasse Hose.»

«Wenn du das träumst», antworten die etwas hilflosen Eltern, «wenn du das träumst, dann wach doch bitte auf.»

Sein alter Großvater war Kapitän und hat vor vielen Jahren auf großen Schiffen die Meere befahren. Er hört eines Tages von Florians Problem. Er nimmt seinen Enkel auf den Schoß.

«Wie sieht denn das Schiff aus?», will Großvater wissen.

«Welches Schiff meinst du, Opa?», fragt Florian überrascht zurück.

«Na, das aus deinem Traum, mein Junge!»

«Ach so», lacht Florian. Dann sieht er seinen Großvater ganz ernsthaft an: «Es ist ein großer Öltanker. Und dann ist da noch ein Kapitän, der heißt Paul und ist ganz nett. Der weiß ganz viel. Und der kommandiert nicht nur. Der ist nett zu seinen Matrosen.»

Der Großvater hört aufmerksam zu, nickt hin und wieder bedächtig mit seinem Kopf.

«Kennst du den?», fragt Florian neugierig.

«Wen?»

«Na, den Kapitän aus meinem Traum.»

Der Großvater legt seinen Arm um Florians Schulter: «Ich kenne viele Kapitäne, mein Junge.»

«Erzähl mir von einem!» Florian sieht seinen Großvater an. «Bitte! Bitte, Opa!»

Der Großvater schmunzelt: «Na gut, mein Junge!» Er setzt sich etwas aufrechter hin: «Einer hieß Kapitän Floh!»

«Warum Floh, Opa?»

«Weil er immer wie ein Floh umhersprang. Dieser Floh war Kapitän auf einem großen Tanker. Und Floh hatte die Aufgabe, gutes Trinkwasser von Hamburg nach Afrika zu bringen.»

Florian hört gespannt zu: «Weil die sonst verdursten, nicht?» Der Großvater nickt. «Floh hatte den Auftrag, keinen Tropfen Wasser zu verlieren. Jeder Tropfen Wasser hilft den Menschen. Das hatte Flohs Chef, der Reedereibesitzer Fester, ihm eindringlich gesagt. ‹Keinen

Tropfen verlieren, Floh›, hatte Fester ihm aufgetragen. ‹Aye, aye, Fester! Keinen Tropfen verlieren!›, hatte Floh wiederholt.

Florian hört gebannt zu, er hat seine Beine hochgezogen und die Arme um die Knie geschlungen.

«Als das Schiff in die Nordsee kam, zog sich Floh ganz warm an …»

«Ist ja klar», meint Florian, «weil's doch kalt wird.»

«Das Schiff fährt über die Nordsee, durch den Ärmelkanal. Über Funk erfährt Floh von einem schweren Sturm in der Biskaya. Und tatsächlich kommt er in einen schweren Sturm. Wellen, so hoch wie Hochhäuser und Kirchtürme bauen sich auf. Der Tanker fängt an zu stampfen und zu schlingern. Die Situation wird gefährlich, weil sich das Wasser im Bauch des Schiffes in Bewegung setzt. Das Wasser drückt und drückt, drückt in den Ventilen, um herauszuplatzen. Riesige Wellen rollen über die Reling. Floh springt auf der Kommandobrücke aufgeregt hin und her. Er alarmiert die Matrosen, die auch nicht mehr schlafen können. ‹Zu den Ventilen!›, schreit Floh. ‹Zu den Ventilen!› Und noch lauter, mit seiner Stimme den Orkan übertönend: ‹Dreht sie fest! Dreht sie fest!› Mit erschöpfter Stimme fügt Floh hinzu: ‹Haltet die Ventile dicht!› Angeseilt, mit Schwimmwesten versorgt, kämpfen sich die Matrosen zu den Ventilen durch und überprüfen jedes einzelne. Am Hauptventil machen sich drei Matrosen mit aller Kraft zu schaffen, drehen es noch fester zu. Und Floh dreht auf der Kommandobrücke in Gedanken mit: ‹Fester! Fester!›, brüllt er aus Leibeskräften. Er denkt an seinen Chef und schreit sich die Seele aus dem Leib: ‹Fester! Jungs, fester! Noch fester!›»

Als der Großvater das erzählt, hält Florian Lippen und Schenkel zusammengepresst.

«Opa, die schaffen das!», ruft er ganz atemlos. «Opa, die schaffen das, ich weiß das, die schaffen das!»

Der Großvater fährt mit ruhiger Stimme fort: «Das Schiff stampft und schlingert. So einen heftigen Sturm, solche hohen Wellen hat Floh noch nie erlebt. Er beobachtet die Ventile. Er weiß, die Ventile halten. Die halten! Da ist er sich ganz sicher. Floh ruft über das Funktelefon seinen Chef an: ‹Fester, ich hab's geschafft. Fester, ich hab keinen Tropfen verloren.› Irgendwann kommt Floh mit seinem Tanker in ruhige Gewässer. Die Sonne wird wärmer. Floh zieht nach Tagen seine dicke Kleidung aus und dünne Sommersachen an. Er fährt mit seinem Schiff in den afrikanischen Hafen. Die Menschen jubeln über Floh, der jeden Tropfen nach Afrika gebracht hat.»

«Puh, war das spannend!» Florian atmet tief aus. In den nächsten Tagen will Florian die Geschichte immer und immer wieder hören. Der Großvater hat das Gefühl, Florian geht jedes Mal begeistert mit.

Abends zieht er sich, so erzählen seine Eltern, mit den Worten «Jetzt träum ich von Floh» in sein Bett zurück.

«Von Floh?», fragen sie.

«Ja, von Floh», erwidert er ruhig und selbstbewusst.

Einige Zeit später fällt der Mutter auf, dass Florians Bett schon lange nicht mehr nass war.

«Wie hast du das geschafft, Florian?»

«Ich hab von Floh geträumt, vom Tanker. Aber in meinem Traum waren die Matrosen immer seekrank. Die haben gekotzt. Und da bin ich selber an die Ventile gegangen und hab sie zugedreht. ‹Fester!›, hab ich gerufen, ‹fester ... noch fester ... ganz fest.» Er hält seiner Mutter seinen Teddy hin, dessen Kopf schlaff am Körper herunterhängt: «Dem habe ich den Kopf abgedreht, weil ich so fest an den Ventilen gedreht habe.»

Von Piraten und anderen Räubern

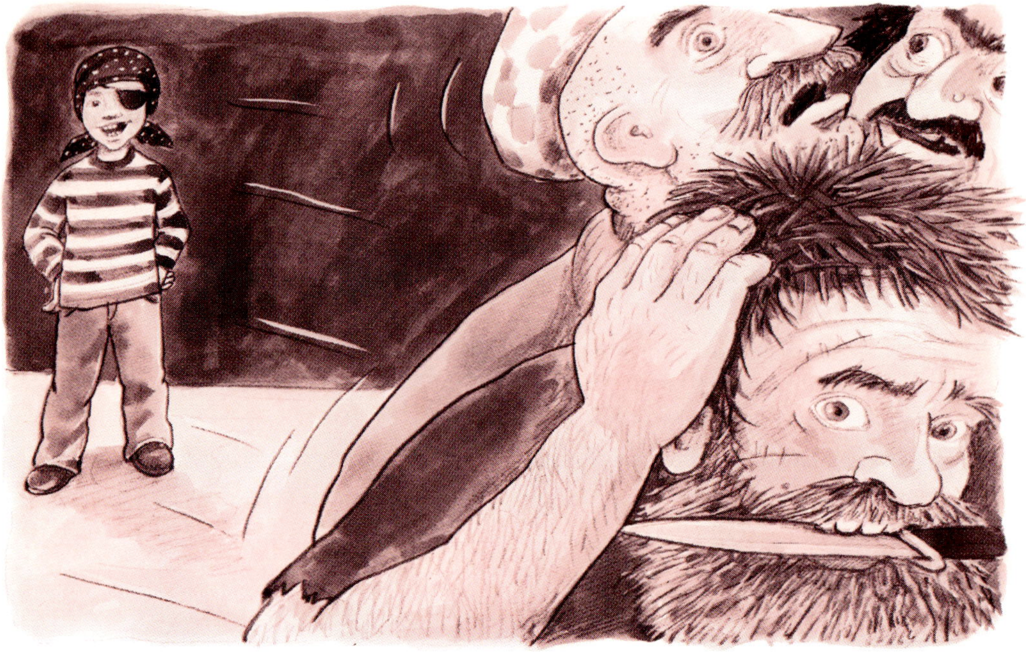

Es gibt die Urängste vor Dunkelheit, es gibt die Vernichtungsängste, die sich an Symbole wie Einbrecher, Mörder, Räuber, Piraten oder gefräßige Tiere binden. Kinder reden miteinander darüber, sie erzählen sich davon, welche Ängste sie haben, aber auch, wie sie sie besiegen. Kinder wollen Herr über ihre Ängste werden, dann sind sie ihnen nicht hilflos ausgeliefert. Davon erzählt diese Geschichte. Sie regt zum Schmunzeln, zum Lachen an und provoziert dadurch möglicherweise ein Gespräch. Falls nicht, ist das auch in Ordnung. Denn nicht jede Geschichte muss unbedingt nachbereitet werden.

Dennis und Hendrik sind beide sechs Jahre alt. Sie sitzen an einem Tisch und blättern in einem Bilderbuch über Nachtvögel. Dennis schaut lange auf ein wunderschönes Bild einer Eule.

«Ist schon komisch», meint er, «die können nachts fliegen!»

«Klar», sagt Hendrik, «können Flugzeuge doch auch.»

«Ist klar, die haben ja Radar.» Dennis denkt stirnrunzelnd nach: «Aber Tiere, die fliegen nachts und haben nicht mal Angst.»

Hendrik blickt vom Buch auf.

«Wie? Hast du etwa Angst?» Dennis nickt vorsichtig. Hendrik sieht seinen Freund skeptisch an: «Und wovor?»

«Sagst du das auch nicht weiter?», fragt Dennis leise.

«Ehrenwort!», sagt Hendrik feierlich. «Versprochen! Klar! Ehrenwort, sag ich doch!» Hendrik wird ungeduldig: «Komm, erzähl schon!»

«Im Traum kommen immer Räuber, die jagen mich und wollen mich mitnehmen!» Und dann erzählt Dennis ausführlich von seinen Räubern, den Verfolgungsjagden, davon, wie ihn seine Träume belasten. Hendrik hört aufmerksam zu, nickt, als verstünde er ihn.

«Mag schon gar nicht mehr einschlafen. Ist richtig gefährlich!»

«Und was sagen deine Eltern?»

«Solche Räuber gibt's nicht!»

Hendrik lacht nervös auf.

«Warum lachst du denn so blöd?», fragt Dennis ärgerlich.

«Kenn ich!»

Dennis scheint verwirrt. «Sag schon. Was kennst du?», drängt er seinen Freund.

«Das mit den Räubern. Hab auch schon davon geträumt. Und meine Eltern», Hendrik schaut Dennis fest an, «haben es mir auch nicht geglaubt.»

«Und träumste immer noch davon?»

Hendrik lacht befreit auf: «Nö!»

«Was haste gemacht?»

«Hab sie verjagt», sagt Hendrik selbstbewusst: «Weg waren sie!»

Dennis schaut ungläubig: «Die waren dann wirklich weg?»

Hendrik nickt ganz selbstverständlich: «Weg! Einfach weg!» Er atmet tief aus, so als wolle er seine Räuber nachträglich noch fortpusten.

«Und wie hast du das gemacht?» Dennis ist total gespannt.

«Ganz einfach. Als die in meinem Traum hinter mir her waren, hab ich mich umgedreht, meine Zähne gezeigt ...» Dennis grinst.

«Du hast doch 'ne Riesenlücke ...»

«Deshalb ja. Dann sehe ich aus wie ein Pirat. Und ich hab geschrien: ‹Haut ab! Haut ab!›»

«Und?», fragt Dennis.

«Die haben sich erschreckt und sind weggelaufen!»

«Kamen die wieder?»

«Dreimal. Dann hatten sie genug!» Hendrik fährt mit der Hand seinen Hals entlang, so als massakriere er die Räuber mit einem Säbel. «Musste auch mal probieren!»

Ein paar Tage später.

«Du, Hendrik», fängt Dennis an, «meine Räuber sind weg.»

«Welche Räuber?»

«Die aus'm Traum.»

«Ach so.» Hendrik klingt gelangweilt.

Dennis stößt ihn an.

«Willste wissen, wie ich das gemacht hab?»

«Hatte mich als Räuberhauptmann verkleidet und ...»

«In echt verkleidet?» Hendriks Stimme scheint zu zweifeln.

«Im Traum! Und als die kamen, hab ich mich umgedreht und gesagt: ‹Hier spricht euer Hauptmann. Wegtreten! Ich will euch nicht mehr sehen!›»

«Und?»

«Die sind abgehauen. Ganz schnell!»

«Wohin denn?», will Hendrik wissen.

«Ich glaub, wieder zu dir!»

«Blödkopp!», ruft Hendrik. Dann lachen sich beide an.

Katja und die Schnullerfee

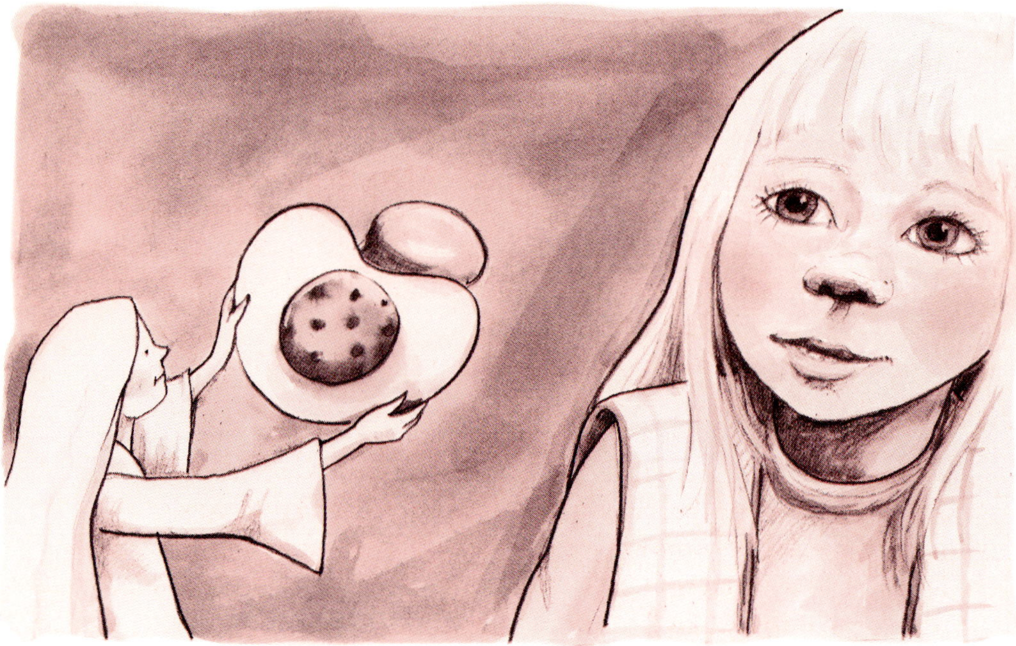

Eltern empfinden das Nuckeln dann als lästig, wenn die Kinder ihrer Meinung nach dafür schon «zu groß» sind. Das Gleiche gilt für den Schnuller. Man versucht, das Kind vom Nuckeln und vom Schnuller zu entwöhnen – mal geschieht das mit einer Brachialmethode, mal hintergründig pädagogisch, indem man sich auf die Vorstellungswelt der Kinder, ihre magischen Bilder und phantastischen Anschauungen einlässt und sie für seine Zwecke einsetzt. Die Schnullerfee ist dafür ein Beispiel.

Doch Kinder brauchen Zeit, sich von gewohnten Ritualen (das sind der Nuckel und der Schnuller) zu lösen, eigene, ganz andere Wege zu gehen. Auch das zeigt diese Geschichte. Und noch ein weiterer Aspekt wird deutlich: Eltern sollten Kinder so annehmen, wie sie sind, sie sollten sie begleiten.

Es ist eine Mutmach-Geschichte für Kinder, den ganz eigenen Weg in einem selbst bestimmten Tempo zu gehen. Vielleicht regt die Geschichte dazu an, über Erziehungsziele, Erziehungsstile und die Eltern-Kind-Beziehungen nachzudenken: Orientiere ich mich als Mutter oder Vater in meinem erzieherischen Handeln an dem Entwicklungsstand meines Kindes, oder denke ich mehr in abstrakten Schemata, wonach mein Kind in bestimmten Altersabschnitten Aufgaben (z. B. nicht mehr zu nuckeln) unbedingt zu erfüllen hat?

Katja ist ein zierliches Mädchen. Sie hat blonde, lange Haare. Katja ist fröhlich, alle mögen sie. Natürlich auch die Eltern. Nur eines stört Vater und Mutter. Katja will jede Nacht ihren «Schnulli», wie sie den Nuckel nennt. Ohne den schläft sie nicht ein.

«Katja, du bist jetzt schon vier», meint die Mutter. «Du brauchst doch keinen Schnulli mehr. Und außerdem ist der ganz eklig.»

»Überhaupt nicht!» Katja ist entrüstet. Ihren Schnuller, den darf man als Letzten beleidigen. Arg zerbissen sieht er aber schon aus.

«Und dann stinkt er noch», mäkelt die Mutter.

«Gar nicht», antwortet Katja wütend und stampft mit dem Fuß auf. «Gar nicht!»

Katja liebt ihren Schnulli heiß und innig. Und je mehr die Mutter ihn schlecht macht, umso lieber mag Katja den Schnulli. Insgeheim freut sie sich, wie sich ihre Mutter über ihn ärgert.

Eines Tages meint die Mutter: «Katja, vielleicht geben wir den Schnulli einmal der Schnullerfee mit. Die bewahrt ihn ein paar Tage auf. Dann schauen wir, ob du ihn wirklich noch brauchst.»

Katja überlegt. «Na, was ist?», drängelt die Mutter. Doch Katja bleibt ruhig. «Gut», sagt sie nach einiger Zeit, «aber nur für ein paar Tage. Und wenn ich ihn wiederhaben will, dann soll die Fee ihn mir wiederbringen.»

«Na klar», beruhigt sie die Mutter.

Katja legt den Schnulli nachts auf die Fensterbank, damit die Fee ihn mitnehmen kann. Am anderen Morgen ist der Schnulli weg. Und Katja scheint ihren Schnulli tatsächlich nicht zu vermissen.

«Siehst du», lacht die Mutter, «es geht doch auch ohne. Du bist eben unsere große Katja.»

Als Katja einmal für ein paar Nächte bei Oma und Opa übernachten will, sagt sie der Mutter: «Mama, ich brauch meinen Schnulli.»

«Ruf die Schnullerfee an. Sie soll ihn sofort wiederbringen.»

In den Tagen danach fragt sie immer und immer wieder.

«Ich erreiche die Schnullerfee nicht. Die geht nicht ans Telefon», antwortet die Mutter.

Katja ist traurig, sie ist wütend. Katja läuft mit griesgrämigem Gesicht umher. Sie hat zu nichts mehr Lust. Und lachen kann sie auch nicht mehr.

So kennt Opa Anton seine Katja nicht. Er ist ein gemütlicher alter Herr mit schlohweißem Haar und einem grauen Bart. In seinem rechten Mundwinkel hat er ständig einen Zigarrenstummel. Ohne diesen kennt Katja ihren Großvater nicht. Aber sie hat noch nie Rauch aus der Zigarre kommen sehen. Katja nennt diesen Zigarrenstummel Opas Schornstein.

Opa Anton zieht Katja zu sich heran: «Na, was hast du denn?» Aber Katja ist bockig: «Lass mich los, Opa!»

«Was hast du denn?», wiederholt er freundlich. Sie kommt nun näher, setzt sich auf seinen Schoß, seufzt tief: «Diese blöde Fee!»

«Welche Fee?»

«Na, Opa, diese Schnullerfee. Ich hab ihr meinen Schnulli mitgegeben, und nun meldet sie sich nicht.»

Und dann erzählt Katja ihrem Opa die Geschichte ganz ausführlich. Opa Anton hört geduldig zu. «Tja», sagt er kopfnickend, als Katja alles erzählt hat, «das ist wirklich eine doofe Geschichte.»

Mit einem Mal sieht Katja ihren Opa ganz ernst an: «Opa, hast du denn nie 'nen Schnulli gehabt?»

Opa Anton schüttelt den Kopf.

«Nie?», wundert sich Katja. «Wirklich nie?»

Wieder schüttelt Opa den Kopf. Seine weißen Haare fliegen hin und her. Katja mag es kaum glauben.

«Ich hatte immer meinen Daumen im Mund!»

«Und?» Katja ist ganz aufgeregt. «Wie lange hast du den im Mund gehabt?»

«Ich weiß es nicht mehr, aber meine Mutter hat mir eines Tages Lakritz auf meinen Daumen gerieben ...»

«Lakritz! Oh wie eklig!», ruft Katja aus. «Bäh, Lakritze!» Sie schüttelt ihren Kopf: «Find ich ganz gemein von Uroma, richtig gemein! Opa, hat das nicht komisch geschmeckt?»

Er überlegt kurz, und bevor er antworten kann, lacht Katja: «Wahrscheinlich wie Mamas Spinat; nur viel, viel ekliger!»

Opa Anton schmunzelt: «Nicht wie Spinat, Katja, eher wie meine kalte Zigarre heute!»

Katja stutzt, lacht plötzlich los: «Ach Opa, deshalb hast du deinen Schornstein immer im Mund!»

«Wieso?»

«Na ja, weil der Schornstein wie der Daumen mit Lakritz schmeckt!»

Sie grinst: «Opa, eigentlich nuckelst du immer noch!»

Katja denkt nach: «Und ich soll aufhören!»

«Wer sagt das?»

«Na, Mama ... und Oma auch!»

»Oma?» Opa Antons Stimme klingt verwundert.

«Was hat Oma gesagt?»

«Wenn ich weiter meinen Schnulli nehme, krieg ich ganz schiefe Zähne ...» Katja nickt heftig wie zur Bestätigung.

«Schiefe Zähne?», wiederholt Opa Anton.

«Wie die Stoßzähne bei einem Elefanten, hat Oma gesagt!» Katjas Stimme klingt ganz ernst.

«Und das hat Oma wirklich gesagt?», wundert sich Opa Anton.

«Bestimmt! Ganz bestimmt!» Katja sieht ihren Opa an: «Aber Oma lügt!»

«Katja!», sagt Opa Anton energisch. «Katja! Das sagt man nicht!»

«Doch, Opa. Oma lügt!» Sie schüttelt ganz heftig ihren Kopf: «Die lügt! Wie kann ein Elefant seine Stoßzähne vom Schnulli haben.» Ihre Haare fliegen hin und her, so stark schüttelt sie ihren Kopf.

«Der hat so einen großen Mund. So, so groß.» Sie reißt ihren Mund weit auf: «Und so große Schnullis gibt's gar nicht. Es gibt keine Schnullis für Elefanten!»

Sie springt von Opas Schoß: «Und deshalb krieg ich auch keine Stoßzähne!»

Opa Anton streichelt zärtlich ihre Wangen: «Recht hast du, Katja. Recht hast du!»

Doch mit einem Mal schaut Katja ganz traurig drein mit ihren großen braunen Augen: «Aber ich will meinen Schnulli wiederhaben!»

Opa Anton zieht Katja zu sich heran: «Ich rede mal mit der Schnullerfee!»

«Wirklich?», freut sich Katja ein wenig zögerlich, hüpft aber aufgeregt umher: «Rufst du wirklich an?»

Am nächsten Morgen. Auf dem Frühstückstisch liegt Katjas Schnulli. Sie nimmt ihn in die Hand, riecht dran, legt ihn zurück.

«Mein Schnulli!», sagt sie zärtlich und atmet ganz tief aus. «Mama, mein Schnulli!»

Katja blickt zur Mutter: «Opa hat mit ihr geredet!»

«Ja, mein Schatz.»

Mannich, der Bär, und Vera

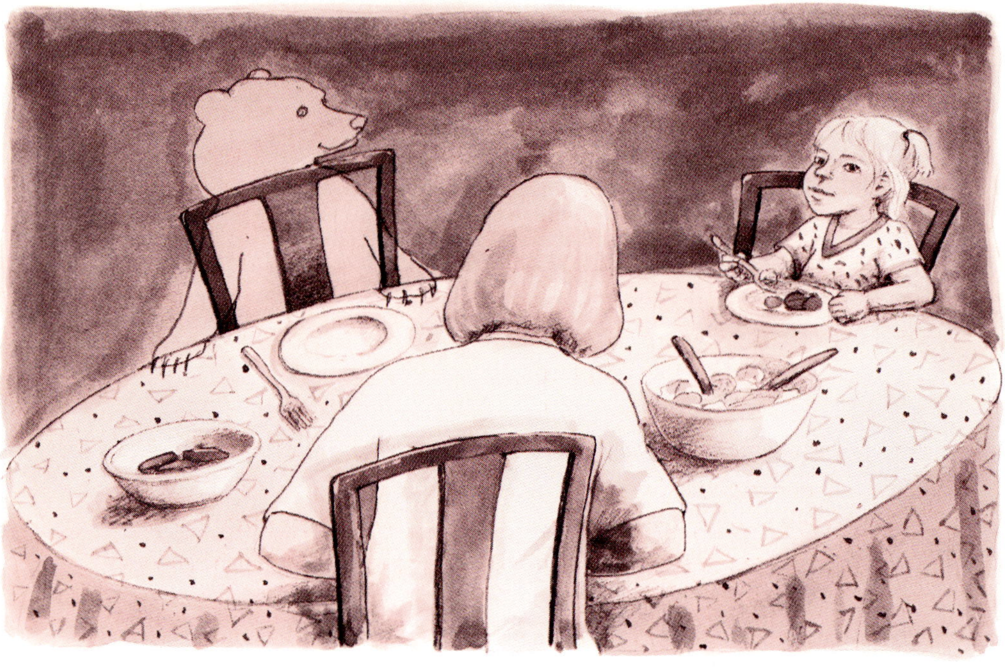

Dass Eltern auseinander gehen, gehört zu den ebenso einschneidenden wie schmerzhaften Erfahrungen von Kindern, egal welchen Alters. Aber Kinder sind diesen Trennungen nicht hilflos ausgeliefert. Davon handelt die Geschichte. Vera erfindet einen unbekannten Gefährten, der die Abwesenheit des Vaters erträglich machen soll und dies auch schafft.

Unsichtbare Gefährten entstehen aus der schöpferischen Kraft der Kinder. Sie begleiten sie vom dritten Lebensjahr an bis weit in das Grundschulalter hinein. Was für ein Kind das Kuscheltier ist, bedeutet für ein anderes der unsichtbare Gefährte, der eine Zeit bei ihm ist, um dann vergessen zu werden. Natürlich hat Vera die Trennung noch nicht wirklich verarbeitet, als sie Mannich ausziehen lässt, nur spürt sie, er kann ihr nicht mehr bei den weiteren Schritten helfen, die nun notwendig sind, sich mit der Trennung der Eltern auseinander zu setzen.

Die Geschichte bietet zwei Möglichkeiten zur Nachbereitung: Zunächst einmal kann man sie in konkreten Trennungssituationen benutzen, mit dem Kind darüber in ein Gespräch zu kommen, wie es für sich mehr Sicherheit gewinnen kann. Zudem bietet sich die Geschichte generell an, wenn man über die Bedeutung unsichtbarer Gefährten reden will. Bedenken Sie aber: Nicht jedes Kind gibt das Geheimnis eines unsichtbaren Gefährten preis. Hüten Sie sich davor, in das Kind einzudringen!

Veras Eltern verstehen sich nicht mehr. Und deshalb zieht der Vater in eine andere Wohnung. Vera ist darüber traurig. Sie mag ihre Mutter, aber sie mag auch ihren Vater, den sie nun nicht mehr jeden Tag um sich haben kann.

Vera ist ein sehr selbständiges Mädchen. Sie deckt jeden Abend den Tisch mit großer Sorgfalt. Dies macht sie auch an dem Tag, nachdem der Vater endgültig weggegangen ist. An den Platz des Vaters legt sie – wie gewohnt – Messer und Gabel.

Veras Mutter reagiert schockiert, als sie das sieht: «Papa kommt nicht wieder, Vera!»

«Weiß ich doch!», antwortet Vera selbstsicher. «Da sitzt Mannich!»

«Wer bitte?»

«Mannich! Der Bär», erwidert Vera. Und dann fügt sie hinzu: «Der wohnt jetzt hier!»

«Ich seh den aber nicht!»

«Brauchst du auch nicht. Es reicht, wenn ich ihn sehe!»

Die Mutter greift nicht weiter ein. Vera ist durcheinander, denkt sie, die hat einfach zu viel in den letzten Wochen erlebt. Mutter und Vera setzen sich hin. Vera schaut auf Mannichs Platz:

«Mannich, willst du nichts essen?», fragt Vera. «Na, nun iss mal was. Na ja, dann nicht. Du bist wohl auch traurig!»

Mannich, der Bär, begleitet die beiden überallhin. «Gott sei Dank», so die Mutter, «ist er schon groß genug, denn er fährt auch im Auto mit, und wenigstens brauche ich keinen Kindersitz mehr zu kaufen. Aber wehe, ich vergesse mal, Mannich anzuschnallen, dann ruft Vera sofort: ‹Du willst wohl, dass er stirbt!›»

Im Restaurant müssen drei Plätze reserviert werden. Auch Mannich legt man ein Gedeck hin. Aber der Bär isst zur Erleichterung der Mutter nichts.

Einmal kommt es zu einem Problem. Vera ist mit Mannich bei Oma zu Besuch. Der Bär hat, wie Vera feststellt, Durchfall. Sie besteht darauf, den Hausarzt zu holen. Aber die Großmutter weigert sich: «Jetzt reicht es aber!»

Vera ruft selbst den Arzt an, verabredet einen Termin. Im Wartezimmer sitzen Großmutter, Vera und der unsichtbare Mannich. Vera redet ununterbrochen auf ihn ein: «Du brauchst keine Angst zu haben, gleich kommt der Arzt, dann ist alles in Ordnung.»

Die Menschen im Wartezimmer schauen verwundert, die Oma verzweifelt zur Zimmerdecke. Sie hofft, dass Vera endlich leiser spricht.

Doch das Gegenteil tritt ein: Je peinlicher es der Oma ist, umso lauter redet ihre Enkelin.

«Hat sie etwas?», fragt eine Frau, die neben Veras Oma sitzt.

«Nein! Mannich hat Durchfall!», platzt Vera dazwischen.

«Wer?»

«Na, Mannich!» Vera sieht die unbekannte Frau an.

«Der sitzt doch hier. Mannich! Der Bär!»

«Ach so!», sagt die Frau mitleidig. «Ach so!»

«Wissen Sie», erklärt die Oma, «die Kleine hat ihren Vater verloren. Die ist völlig durcheinander!»

«Du bist ja froh, du hast ihn ja sowieso nie gemocht!», ruft Vera.

«Vera!» Omas Stimme klingt empört.

«Die Arme!», entfährt es der unbekannten Frau. «Die Arme!»

«Ja, das war zu viel für sie!»

Während Vera sich weiter um Mannich kümmert, sind alle anderen Leute im Wartezimmer voller Mitleid mit dem Mädchen. Endlich kommt der Hausarzt aus seinem Sprechzimmer. Er fragt Vera: «Na, was hast du denn?»

«Ich nicht. Aber Mannich!» Kurze Verwunderung beim Arzt. Dann wiederholt Vera: «Mannich, der Bär, hat Durchfall!»

Der Arzt will Mannich die Hand geben: «Tag, Mannich!»

«Der gibt aber nicht jedem die Hand!», erklärt Vera.

«Dann kommt mal mit ins Sprechzimmer!»

Die Oma will aufstehen und mitgehen, als Vera eingreift: «Oma, bleib hier! Das kann ich schon alleine!» Und zu Mannich gewandt: «Mannich, komm, der Arzt ist in Ordnung. Den kenn ich!»

Vera geht mit dem Arzt ins Behandlungszimmer, kommt nach einigen Minuten zurück.

«So, Oma, und jetzt müssen wir noch zur Apotheke.» Großmutter verdreht die Augen, die nächste peinliche Situation im Blick ...

Über sechs Monate lang kümmert sich Vera liebevoll um Mannich. Eines Morgens sitzt sie schon im Auto. Die Mutter will sich anschnallen, lässt den Gurt los, steigt wieder aus, macht die Hintertür auf, um den Gurt für Mannich zu befestigen.

«Was machst du denn da?», fragt Vera entrüstet.

«Na, Mannich anschnallen, Mensch! Sonst machst du doch wieder Theater.» Die Mutter klingt verärgert.

Vera schaut die Mutter groß an: «Oh, Mama, Mannich ist heute Nacht ausgezogen.»

Simon und der Räuber Hotzenplotz

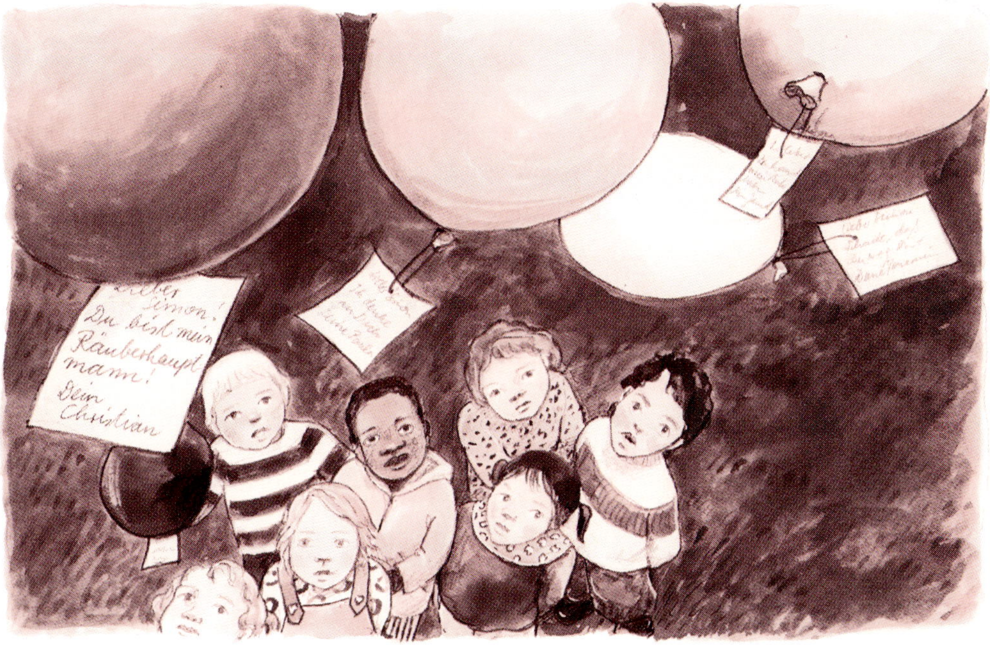

Schon jüngere Kinder werden häufig unvorbereitet mit dem Tod konfrontiert. In dieser Situation sind die Erwachsenen besonders gefordert, Halt und Orientierung zu vermitteln. Kinder nur abzulenken oder verharmlosende Worte sind dann fehl am Platz. Nur konkrete, ganz anschauliche Rituale, spielerische Aktivitäten, die die Kinder ernst nehmen, helfen dann, geben die nötige Portion Sicherheit. Die Geschichte zeigt auch, wie bereichernd es für Erwachsene sein kann, sich beim Thema Tod auf Kinder ganz einzulassen, von ihnen, ihren Ritualen und Bildern zu lernen. Aber die Geschichte macht zugleich klar, wie lange Kinder sich mit diesem Thema auseinander setzen, wie es gilt, sie über längere Zeit hinweg zu begleiten, ihnen eine Stütze zu sein.

Auch bei dieser Geschichte sollte man mit eigenen Fragen behutsam umgehen, die Gelassenheit haben, auf die Fragen der Kinder einzugehen. Kinder sind keine Automaten, die sofort im Anschluss an die Geschichte etwas wissen wollen. Sie beschäftigen sich zunächst selber mit dem Gehörten, indem sie es in Bilder umsetzen, auf den eigenen Alltag beziehen. Erst wenn sie zu keiner eigenen Lösung kommen, holen sie sich bei Eltern mit ihren Fragen Hilfe.

Simon besucht den Kindergarten. Er ist dort beliebt. Viele mögen ihn, besonders, wenn er den Räuber Hotzenplotz spielt. Und das macht er häufig, denn niemand ist ein «so schöner Räuberhauptmann wie du», sagt Marion, seine Erzieherin.

Eines Morgens kommt Simon nicht. Dafür ruft die Mutter an: «Simon ist von einem Auto angefahren worden. Simon ist gestorben.»

Marion ist geschockt, ihre Kolleginnen und sie sind sprachlos. An diesem Tage fragt seltsamerweise kein Kind nach Simon. Als sich am nächsten Morgen ein Kind nach Simon erkundigt, setzt sich Marion mit den Kindern in einen Kreis. In der Mitte steht ein Bild von Simon, es brennen zwei Kerzen, und es liegen Puppen und Zeichnungen herum, die Simon gebastelt und gemalt hat.

Marion erzählt den Kindern, dass Simon nicht mehr wiederkommen wird.

«Wieso nicht?», fragt Christian, Simons bester Freund.

«Simon ist gestern gestorben. Er ist tot!»

Marions Stimme klingt unbeholfen.

«Du bist traurig, stimmt's?», stellt die etwas forsche Ilona fest.

«Ich bin auch traurig! Ganz traurig!» Ilona hat Tränen in den Augen.

Nun überschlagen sich die Fragen der Kinder.

«Warum kommt der nie mehr?», will Jonas wissen.

«Was macht der nun?», fragt Paula.

Jannek rückt ganz nahe zu Marion: «Natürlich, neulich ist unsere Katze gestorben. Die ist vom Auto überfahren worden. Und die haben wir im Garten beerdigt!»

«Mein Opa», platzt Jennifer dazwischen, «mein Opa ist auf dem Friedhof beerdigt. Da war ich dabei. Da haben alle geweint. Meine Mutter hat gesagt, Opa ist im Himmel, der hätte es nun gut.» Jennifer denkt nach: «Wo ist Simon wohl jetzt?»

«Was meint ihr, wo er wohl ist?», gibt Marion die Frage zurück.

«Im Himmel!», ruft Christian. «Der ist auch im Himmel!»

Viele Kinder nicken.

«Aber der ist nicht im Himmel, der ist in den Wolken!», sagt Christian ganz leise.

«Bei Jesus!», erklärt Robert mit heftigem Kopfnicken.

Paul scheint es ganz genau zu wissen: «Vor der Himmelspforte! Aber die nehmen keine Räuberhauptleute auf!»

«Doch!», meint Julia ganz bestimmt. «Da kann Simon immer Hotzenplotz spielen.»

Nun tritt Stille ein.

«Jeder erzählt Simon jetzt eine Geschichte», schlägt die Erzieherin vor, «euer schönstes Erlebnis, das ihr mit Simon hattet. Und dabei schaut, wenn es geht, das Bild in der Mitte an.»

Und die Kinder haben viel zu erzählen: von Abenteuern, von Streit, von lustigen Begebenheiten und von traurigen. Simon wird wieder lebendig, ja es scheint fast so, als befinde er sich unter ihnen. Die Kinder lauschen andächtig ihren Geschichten.

Dann kommt der Tag, an dem Simon beerdigt wird. Die Kinder wollen von ihrem Freund im Kindergarten Abschied nehmen. Simons Mutter hat Kuchen gebacken, Süßigkeiten, Kakao und Saft bereitgestellt. Es geht fröhlich zu. Die Kinder haben Simon etwas gemalt oder gebastelt, geknetet und konstruiert: Die witzigsten und seltsamsten Dinge liegen auf den Tischen herum. Und dann singen sie das Lied vom Räuber Hotzenplotz, lauthals, voller Inbrunst, mit viel Mitgefühl. Simons Mutter lächelt mit Tränen in den Augen. Sie hat aufgeblasene Luftballons mitgebracht. Jedes Kind darf einen Gruß an Simon sagen. Die Erwachsenen schreiben diesen auf eine kleine Karte, die man an die Luftballons bindet.

Als das Fest vorbei ist, gehen die Kinder mit ihren Luftballons in den Garten hinaus, lassen sie los. Rote, blaue, grüne, gelbe Luftballons steigen hoch, die Kinder schauen ihnen unendlich lange nach.

«Ob Simon sich wohl freut?», fragt Christian. Aber er ist sich sicher: «Der freut sich. Denn auf meiner Karte steht: ‹Du bist *mein* Räuberhauptmann!›»

In den Tagen danach fragen die Kinder nach dem Himmel, nach dem Tod, nach Simon. Sie sind traurig, weil er nicht mehr da ist. Aber die Kinder haben Abschied genommen. Und wenn sie Sehnsucht nach ihm haben, können sie zu seinem Bild gehen, das im Kindergarten hängt.

«Ich brauch das Bild nicht mehr», erklärt Christian eines Tages.

«Und warum nicht?», fragt Marion verwundert.

«Der ist jetzt in meinem Herzen!», lacht Christian sie an.

Fast ein Jahr später. Christian sitzt in der Spielecke, spielt mit einigen Puppen «Räuber und Gendarm», als er mit einem Mal laut ruft: «Simon, jetzt reicht's aber! Es wird Zeit, dass du wiederkommst. Jetzt reicht's wirklich!»

Er springt auf, mit tränengefüllten Augen rennt er zu Simons Foto, schimpft: «Simon, komm endlich zurück!»

Marion tritt hinzu, drückt ihn ganz fest: «Christian, das geht aber nicht!»

«Warum nicht?» Er ist verzweifelt: «Ohne ihn ist der Hotzenplotz so langweilig!»

Marion fehlen die Worte: «Aber er ist doch in deinem Herzen!»

«Aber», beharrt Christian, «das ist es ja gerade. Im Herzen ist Hotzenplotz doch so langweilig und gar nicht spannend!»

Jan und Trinchen

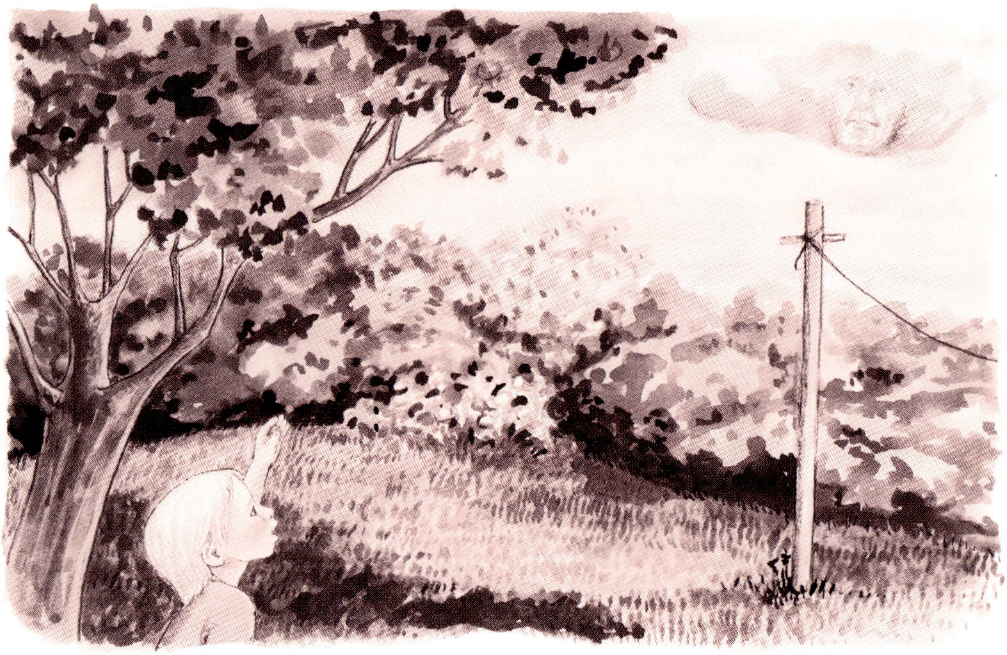

Kinder haben keine Scheu, nach dem Tod zu fragen. Die Auseinandersetzung mit diesem Thema geschieht vom vierten Lebensjahr an, unabhängig davon, ob eine Begegnung mit diesem Thema (z. B. Tod einer Bezugsperson) stattgefunden hat. Die Uroma in der Geschichte reagiert auf Jans Fragen wunderbar. Sie nimmt seine Fragen ernst, sie lenkt nicht ab, beschwichtigt nicht («Ich sterbe nicht, wenn du in den Ferien bist!»). Und sie bietet dem Jungen eine ebenso magische wie konkrete Lösung an, an die das Kind ganz fest glaubt. So ist es ihm möglich, Abschied zu nehmen.

Diese Geschichte kann Kindern und Eltern helfen, wenn eine Bezugsperson, die für das Kind wichtig war, gestorben ist, um darüber in ein Gespräch zu kommen. Die Geschichte gibt aber zugleich Impulse, wenn Kinder sich – entwicklungs- und altersbedingt – mit dem Tod beschäftigen.

Hat man diese Geschichte gelesen, sollte man abwarten, bis die Kinder ihre Fragen stellen. Und dann sollte man den Fragen nicht ausweichen. Häufig stellen Kinder in den Fragen Bezüge zur eigenen Situation her (z. B. «Kann Opa auch sterben?», «Kannst du auch sterben, Mama?»). Dann gilt es, in den Antworten genauso wahrhaftig zu sein, wie es Trinchen in der Geschichte gewesen ist.

Jan schaut aus dem Fenster seines Zimmers in den Garten nebenan, einen Garten mit alten Bäumen, bunten Blumen und Spargelbeeten. Im Haus nebenan wohnt Katharina, seine Uroma, von ihm nur kurz und zärtlich Omama genannt. Katharina ist schon sehr alt, fast 90 Jahre.

«Omama!», ruft Jan.

Katharina hängt gerade Bettwäsche auf die Leine. Sie hört ihn nicht.

«Omama!», ruft Jan noch einmal. «Omama! Hier oben bin ich!»

Katharina schaut hinauf. Sie muss ein wenig blinzeln, denn die Sonnenstrahlen blenden sie. Am Himmel ist kein Wölkchen zu sehen. Katharina hält sich die Hand über die Augen, damit sie Jan besser erkennen kann. Dann entdeckt sie ihn: «Ach, da oben bist du!»

«Omama», ruft Jan, «ich komm runter zu dir, ich muss dir was erzählen!»

Während Jan die Treppe hinunterspringt, hängt Katharina Bettlaken auf die Wäscheleine. Omama nimmt ihn in ihre Arme.

«Jan, du bist ja ganz außer Atem!», sagt sie.

Jan sieht Katharina an:

«Omama, weißt du was?»

Omama schüttelt den Kopf.

«Ich segle mit Papa und Mama morgen nach Dänemark!» Er überlegt einen Moment lang.

«Das ist weit weg von dir!»

Katharina lächelt: «Ja, Dänemark ist weit weg. Und weißt du was, Jan, da war ich auch schon mal. Aber das ist ganz lange her!»

Jan runzelt die Stirn: «Omama, war das, als du so klein warst wie ich?»

«Ja, als ich so alt war wie du!», sagt Omama.

«Seid ihr auch gesegelt?», fragt Jan.

«Ja, wir sind mit einem alten Segelschiff gefahren. Das hatte noch nicht mal einen Motor.»

Omama lässt Jan los:

«So, Jan, jetzt muss ich weiter die Wäsche aufhängen, solange noch schönes Wetter ist!»

Jan setzt sich ins Gras und schaut Omama zu. Er denkt nach. Plötzlich springt er auf und geht zu Katharina. Er zupft an ihrem Kleid.

«Omama!» Sie lässt sich nicht stören.

«Omama!» Jan zieht stärker an ihrem Kleid. Er ist ganz aufgeregt.

«Was hast du denn?», fragt Katharina.

«Omama!», sagt Jan sehr ernst. «Omama!», fängt Jan nochmals an. «Was ist, wenn ich wiederkomme, und du bist nicht mehr da?»

Katharina lässt ein Bettlaken zurück in die Wanne fallen und nimmt seinen Kopf in ihre Hände. Ihre Hände wuscheln durch Jans Haare. Dann antwortet sie ganz ruhig: «Das kann sein, Jan!»

Jan blickt fragend zu ihr hoch.

«Komm mal mit!»

Katharina fasst ihn an der Hand, und beide gehen zu der Bank unter dem Apfelbaum. Katharina setzt sich und nimmt Jan auf ihren Schoß.

«Omama, kannst du wirklich sterben?», fragt Jan.

«Ja, mein Junge!»

«Und was ist, wenn ich dann nicht da bin, wenn du stirbst?»

«Dann bin ich auf einer Wolke.» Als beide nach oben schauen, zieht eine wunderschöne weiße Schäfchenwolke vorbei und wandert, von einem leichten Wind getragen, über sie hinweg.

«Auf einer Wolke wie dieser.»

«Aber dann kann ich dich ja nicht sehen!», sagt Jan unsicher. Katharina überlegt.

«Pass mal auf, Jan! Ich sing dir jetzt ein Lied. Das habe ich gesungen, als ich als Kind in Dänemark war.»

Und leise fängt Katharina an, das Lied von der Reise nach Seeland zu singen.

Eine Reise nach Seeland,
ach, wie ist die so schön.
Wer weiß,
ob wir uns einmal wieder sehen.

Katharina singt das Lied noch ein zweites und ein drittes Mal. Den Refrain hat sich Jan schnell gemerkt. Er singt laut mit.

Plötzlich hört Katharina mit dem Singen auf.

«Wenn du wiederkommst, Jan, und ich bin nicht mehr da, dann gehst du in den Garten und singst ganz laut unser Lied. Dann hör ich das auf der Wolke und schau runter und sag tschüs!»

Jan weiß nicht, ob er das glauben soll: «Ganz bestimmt, Omama?», fragt er.

«Versprochen!» Omama gibt ihm einen Kuss.

«Singen wir das Lied nochmal, damit ich es nicht vergesse», sagt Jan. Und dann singen Jan und Omama, so laut sie können.

Eine Reise nach Seeland,
ach, wie ist die so schön.
Wer weiß,
ob wir uns einmal wieder sehen.

Am nächsten Morgen geht die Reise los. Mama, Papa und Jan segeln auf der Ostsee. Jan sieht fremde Häfen. Er lernt andere Kinder kennen, die ganz anders sprechen als er. Das hört sich lustig an.

Endlich kommen sie auch nach Seeland. In der Nähe des kleinen Hafens ist ein Strand. Jan geht barfuß durch den knöcheltiefen, warmen Sand, setzt sich in eine hohe Düne und singt leise das Lied von der Reise nach Seeland. Er denkt an Katharina, an die Bank unter dem Apfelbaum und die Wolke, die über sie hinweggezogen ist.

Als Jan zwei Wochen später von der Reise nach Hause zurückkommt, ist Katharina nicht mehr da. Katharina ist gestorben – zwei Tage vor Jans Rückkehr. Sie ist ganz friedlich im Bett eingeschlafen. Ihr altes Herz war schwach.

Jan geht in sein Zimmer und weint. Seine Eltern wollen ihn trösten. Sie erklären ihm, dass Omama doch schon alt gewesen ist und jetzt im Himmel wohnt. Doch Jan weint nur noch mehr.

Irgendwann schläft Jan vor Erschöpfung ein. Es ist schon später Nachmittag, als er wieder aufwacht. Jan springt auf und rennt an den Trauergästen vorbei, die im Wohnzimmer sitzen. Er läuft hinaus in Omamas Garten. Er setzt sich auf die Bank unter dem Apfelbaum, auf der er mit Katharina das Lied gesungen hat. Jan schaut in den Himmel. Er ist blau wie das Meer bei Seeland. Keine Wolke ist zu sehen. Es ist fast wie an dem Tag, als er Omama nach dem Tod gefragt hat.

Jan fängt zu singen an – erst ganz leise, dann lauter und immer lauter.

Wieder schaut er zum Himmel, doch da ist nichts zu sehen. Jan singt noch ein bisschen lauter, und bald können ihn auch die Trauergäste im Haus hören. Mama und Papa kommen zu ihm in den Garten gelaufen.

«Jan, was ist los?», fragt seine Mama.

Jan hört nicht, er singt weiter. Seine Mutter rüttelt ihn.

«Jan – hörst du mich?»

Jans Großtante ist auch hinterhergerannt. Sie sagt voller Mitleid: «Das hat ihn völlig durcheinander gebracht. Der arme Kerl!»

Die Erwachsenen stehen zusammen und flüstern. Sie wissen nicht, was sie machen sollen. Jan singt einfach weiter. Er gönnt sich keine Atempause. Immer wieder schaut er zum Himmel. Er ist ganz verzweifelt.

«Der arme Kerl!», sagt seine Großtante wieder. «Vielleicht hätten wir es ihm nicht so schnell sagen sollen!»

«Ach was!» Jans Mama wird ärgerlich.

«So, Jan, jetzt kommst du mit rein!», sagt sie und nimmt Jan am Arm.

«Lass mich. Ich sing, bis Omama auf der Wolke kommt!»

«Der arme Kerl!», sagt seine Großtante.

«Ich hab Omama versprochen, ihr das Lied zu singen, wenn sie tot ist.»

«Aber doch nicht so lange», sagt Jans Mutter.

«Lass mich! Ich warte auf die Wolke!» Und Jan singt wieder sein Lied.

Eine Reise nach Seeland,
ach, wie ist die so schön.
Wer weiß,
ob wir uns einmal wieder sehen.

Jans Mama und die Gäste gehen ins Haus zurück. Die Großtante meint sogar, dass man besser einen Arzt holen solle.

«Der arme Kerl», sagt sie und schüttelt sorgenvoll den Kopf.

Jan sitzt auf der Bank und singt und ist verzweifelt. «Singe ich das

Lied laut genug? Habe ich mir das Lied richtig gemerkt?» Jan ist ganz erschöpft. «Omama! Bitte komm! Bitte komm doch!» Tränen kullern ihm über die Wangen: «Omama, ich will doch nur tschüs sagen.»

Dann atmet er tief durch und singt mit allerletzter Kraft noch einmal das Lied von der Reise nach Seeland.

Eine Reise nach Seeland,
ach, wie ist die so schön.
Wer weiß,
ob wir uns einmal wieder sehen.

Und tatsächlich – da erkennt er noch weit entfernt eine klitzekleine Wolke. Er schaut einmal hin, zweimal, dreimal. Ja, das ist eine Wolke! Sie ist zwar noch klein, aber sie wird größer und größer. Ein richtiges weißes Wolkenungetüm schiebt sich heran. Es sieht aus wie ein riesiges Segel, das von einer leichten Sommerbrise aufgebläht wird. Jan ist ganz aufgeregt.

«Omama!», schreit er, als die Wolke über ihm ist. «Omama! Ich singe dein Lied!»

Und er singt es, so laut er nur kann. Er sieht zur Wolke hinauf und kneift die Augen zusammen, damit er alles besser sehen kann.

Als er beim Refrain und dem Wort Seeland ist, da glaubt er, Omama zu erkennen: ihr faltiges, freundliches Gesicht, ihre blauen Augen, ihren friedlichen Mund, ihr graues Haar, ihr Kleid mit den vielen Sternen darauf.

Er hüpft aufgeregt hin und her, er springt vor Freude und winkt zum Himmel. Es sieht beinahe so aus, als würde Omama zurückwinken.

«Tschüs, Omama!», ruft er. «Tschüs, Omama!» Wieder kullern Tränen aus seinen Augen. Aber diesmal, weil er sich so freut.

«Mach's gut, Omama!» Dann ist er ganz still. Er horcht. Er hört Autolärm, das Gezwitscher der Vögel, das Geräusch der Eisenbahn. Und er hört eine zarte Stimme, so, als käme sie aus großer Ferne: «Tschüs, Jan!», scheint sie zu sagen.

«Tschüs, Jan! Und danke für das Lied!»

Jan summt das Lied nur noch. Er sieht der Wolke nach, wie sie langsam dahinzieht und hinter den Dächern einiger Häuser verschwindet.

«Tschüs, Omama!» Jan ist erleichtert, und fröhlich geht er ins Haus. Schnell wischt er sich die Tränen aus den Augen.

Als er das Wohnzimmer betritt, starren ihn alle an. Und Jan lächelt zurück.

«Ich hab Omama gesehen. In den Wolken. Sie hat tschüs gesagt!»

Dann geht Jan in sein Zimmer.

Jan schaut aus dem Fenster. Er sieht den Garten nebenan. Keine Wäsche flattert auf der Leine. Aber am Himmel scheinen alle Wolken in Bettbezüge eingeknöpft zu sein. Und dazwischen lächelt Katharina mit ihrem grauen Haar, ihrem freundlichen Mund, ihren blauen Augen.

Eine Reise nach Seeland,
ach, wie ist die so schön.

Die Angst ist ein Gefühl

Angst ist eine natürliche Erfahrung des Menschen, sie hat eine sichernde Funktion, ist notwendig, um zu überleben. Die Angst stellt eine notwendige physiologische und intellektuelle Vorbereitung auf eine gefährliche und bedrohliche Situation dar. Sie mahnt zur Vorsicht, ist hilfreich, um eine Gefahr realistisch einzuschätzen. Ohne Angst, ohne Furcht hätte die Menschheit in den letzten Jahrtausenden nicht überlebt. Zugleich fordern Ängste zur Bewältigung auf: Sich einer Angst selbstbewusst und freiwillig zu stellen, ihr ein Gesicht zu geben, setzt Vertrauen in die eigenen Kräfte voraus. Es stärkt zudem das Selbstwertgefühl, wenn man Ängste verarbeitet hat.

Mit der Entwicklung von Ängsten im Lebenslauf bilden sich bei Kindern Bewältigungsstrategien aus. Und dabei erfahren sie: Manchmal sind sie weniger ihren Ängsten als ihren Eltern hilflos ausgesetzt – weil die ihnen nicht zutrauen, Ängste schöpferisch anzugehen. Natürlich gibt es auch Ängste, die Entwicklungen einschränken und behindern, eine Angst, die dem Wortsinn alle Ehre macht.

Angst kommt vom lateinischen «angustiae», d. h. «Enge», das Eigenschaftswort «angustus» bedeutet «eng». Kinder erleben im Laufe ihrer Biographie manche Situationen, die sie unter Druck setzen, manchmal einen überbehütenden Erziehungsstil, der sie in wahrlich erdrückender Enge hält. Aber auch das Gegenteil macht Kindern Angst: der fehlende Körperkontakt und Halt, die Gleichgültigkeit, die emotionale Leere, die ihnen nicht selten im wahrsten Sinne des Wortes entgegenschlägt. Kinder fühlen sich nicht angenommen, betteln um Zuwendung – und sei es mit Hilfe einer auffallenden Störaktion oder psychosomatischer Symptome (wie Kopf- oder Bauchschmerzen). Wenn die Angst ein Ausmaß erreicht hat, das ein normales Leben nicht zulässt, die Reifung des Kindes behindert und Alltagsvollzüge infrage stellt, dann hat sie keine Schutzfunktion mehr. Dann behindern Ängste die Entwicklung, werden pathologisch oder neurotisch, dann verliert Angst ihre lebenserhaltende Funktion, sie schwächt, wirkt bedrohlich und schüchtert ein.

Während die lebenserhaltende Angst mit konstruktiven Bewältigungsstrategien einhergeht, die ein Gefühl der Stärke vermitteln, führt die krank machende Angst zur Schwäche und vermittelt ein Gefühl von Hilflosigkeit und Ausgeliefertsein.

Ängste zeigen sich körperlich, sind mit Gefühlen verbunden: Der ängstliche Mensch hat aufgerissene Augen (oder er verschließt sie, hält sie sich zu), die Pupillen sind geweitet, die Ohren sind gespitzt oder mit den Händen zugehalten, der ängstliche Mensch hat Gänsehaut oder Schweißausbrüche, der Kopf ist gerötet, das Herz schlägt schnell, die Hände zittern, sie sind feuchtkalt. Darm und Nieren arbeiten schnell, Durchfall oder Verdauungsstörungen sind vorprogrammiert. Und jeder Mensch ist sein eigener Angsttyp.

Ängste können verarbeitet werden

Die angstfreie Welt ist eine Illusion, ja eine negative Utopie. Eine Erziehung, die Ängste fernhalten will, macht Heranwachsende genauso lebensuntüchtig wie jene, die sie mit Ängsten unter Druck setzen. Kinder werden im Laufe ihrer Biographie mit vielfältigen Erfahrungen konfrontiert, die gefühlsmäßige Eindrücke und Belastungen mit sich bringen und Spuren hinterlassen. Eine selbstbestimmte Verarbeitung und Bewältigung von Ängsten ist für die Ausbildung von Ich-Identität und Selbstvertrauen wichtig. Kinder brauchen bei der Angstbewältigung elterliche Unterstützung, weil sie so Sicherheit und Halt erfahren.

Kinder haben ganz eigene Wege der Angstbewältigung: Sie inszenieren ihre Ängste, geben ihnen ein Gesicht. Obwohl jede Verarbeitung einzigartig ist und sich von Kind zu Kind unterschiedlich darstellt, können elterliche Maßnahmen die Verarbeitung unterstützen:

- Geben Sie dem Kind das Gefühl von Sicherheit und Geborgenheit, trauen Sie ihm die Angstbewältigung zu. Je sicherer sich das Kind gebunden fühlt, je mehr Vertrauen es zu sich selber hat, umso kreativer geht das Kind an die Situation heran.
- Nehmen Sie die Angst des Kindes ernst, sie sollte weder überdramatisiert noch heruntergespielt werden. Rationalisierungen helfen nicht. Aktives Zuhören, Anteilnahme, Verständnis sind wichtig – und: Versuchen Sie nicht, das Problem für das Kind zu lösen. Es soll selbst bei der Angstverarbeitung aktiv werden. Fragen Sie deshalb, was es zur Bewältigung seiner Ängste beitragen kann. Kinder sind voller Ideen, Magie und Phantasie. Kinder, die nicht mitarbeiten wollen, versuchen mit ihren Ängsten möglicherweise – natürlich unbewusst – bestimmte Ziele (z. B. Aufmerksamkeit erzielen, Schuldgefühle vermitteln, Ohnmachtsgefühle erzeugen) zu erreichen.
- Ängste kommen schnell und vergehen manchmal langsam. Eine Bewältigung der Angst ist nicht von heute auf morgen zu leisten. Jedes Kind hat sein eigenes Tempo, seine eigene Vorgehensweise. Nicht allein äußere Einflüsse, auch das Temperament des Kindes prägt nachhaltig – manchmal zum Frust der Eltern – die Geschwindigkeit, mit der Ängste verarbeitet werden.

Anlagebedingte Dispositionen und Temperament sind kein Schicksal. Ein Kind kann damit leben, sich akzeptieren lernen. Dazu braucht es Zeit, Eigen-Zeit. Und hierbei ist entscheidend, wie die Umwelt darauf reagiert. Haben Kinder mit Schwierigkeiten das Gefühl, dass sie in ihrer Eigen-Art akzeptiert werden, entwickeln sie Selbstbewusstsein und Urvertrauen. Auch wenn es passender und einfach angenehmer wäre, wenn das Kind einmal durchschliefe, kann man es in seinen ständig wechselnden Schlafrhythmen annehmen lernen. Und wenn sich Kinder darin bestätigt sehen, dass sie in fremden Situationen langsam auftauen dürfen, dann kann man in ihrer Zögerlichkeit auch eine produktive Langsamkeit entdecken. Diese Kinder ziehen sich zurück, wenn man sie vergleicht und drängelt, diese Kinder bewegen sich mit dem ihnen eigenen Tempo vorwärts, wenn man sie lässt.

Schwierigkeiten und Probleme entstehen dann, wenn Eltern die temperamentsbedingte Launenhaftigkeit, Schüchternheit, Unausgeglichenheit, Unregelmäßigkeit ihres Kindes bei alltäglichen Abläufen mit der Offenheit, Gelassenheit, Anpassungsfähigkeit und Zugänglichkeit anderer Altersgenossen vergleichen. Dann stellt sich schnell der Verdacht ein, dieses Kind wollte nicht, es sei absichtlich «unartig». Nein: Diese Kinder können nicht. Sie machen es nicht mit böser Absicht, um ihre Eltern zu ärgern, sie vorzuführen. Sie können wirklich nicht!

Ängste begleiten den Lebenslauf

Kinderängste können, wie die Geschichten des Buches anschaulich zeigen, auf vielfältige Weise entstehen. Der dänische Philosoph Kierkegaard formulierte, Angst sei nur vor dem Hintergrund von Freiheit möglich. Die Freiheit, sich zu entfalten, Neues anzupacken, etwas zu wagen, hinaus in die Welt zu gehen, ist mit Angst verbunden – einer Angst, die herausfordert und konstruktiv und kreativ macht. Sich selbstbestimmten Aufgaben zu stellen ist mit Spannung und Stress verknüpft, weil man scheitern kann, zugleich können so aber starke Gefühle von Selbstbewusstsein und Autonomie entstehen.

Menschen, die nicht hinausgehen, um sich der Freiheit und der Angst zu stellen, werden nicht selbständig, entwickeln kein Selbstwertgefühl. Wer sich nicht selbstbestimmt dem Neuen stellt, weil er vor seiner Angst flieht, entwickelt eine Angst vor der Angst. Für diese Menschen ist Angst keine produktive Kraft, sie hemmt, macht krank.

Wenn ein Kind krabbeln und gehen lernt, löst es sich aus vertrauten Zusammenhängen. Das Kind stößt an räumliche Grenzen, die es überschreiten möchte – denn jenseits der Grenzen tun sich Freiheiten und Freiräume auf, die es erobern möchte. Für Kinder sind diese fremden

Räume mit Lust und Angst verbunden, mit Lust auf Neues und Angst davor, sich in der Freiheit zu verlieren, keine Orientierung zu finden.

Das Kind entwickelt sich in den ersten Lebensjahren rasant. Mit jedem Entwicklungsschritt wird die Tür zum Leben weiter geöffnet – und dies fordert das Kind gefühlsmäßig heraus. Aber es lässt sich fordern, weil es weiß: Nur wenn ich aus der Tür gehe, mich neuen Erfahrungen und unbekannten Gefühlen stelle, finde ich Zutrauen zu mir, erfahre ich mich in meinen Fähigkeiten.

In den ersten fünf Lebensjahren durchlebt ein Kind die fünf entwicklungsbedingten Angstformen, die es ein Leben lang begleiten.

1. Da ist zunächst einmal die ursprünglichste Form von Angst, die *Körperkontakt-Verlustangst*.
2. In der nächsten Entwicklungsphase entsteht das so genannte Fremdeln oder die *Achtmonatsangst*.
3. Mit dem Krabbeln und dem Gehenlernen ist die *Trennungsangst* verbunden, die sich zwischen dem zwölften und achtzehnten Lebensmonat ausbildet und ihren Höhepunkt zwischen dem zweiten und dritten Lebensjahr hat.
4. Um das dritte Lebensjahr kommt es zur Ausbildung der *Vernichtungsangst*, der sich
5. zwischen dem vierten und fünften Lebensjahr die *Todesangst* hinzugesellt.

Bedenken Sie: Überwundene Ängste können wieder auftreten! Die Geburt eines Geschwisterchens kann Trennungsängste genauso wiederbeleben wie der Wohnortwechsel oder die Scheidung der Eltern. Direkt oder indirekt erlebte Katastrophen rufen Vernichtungsängste, die man schon überwunden glaubt, erneut wach.

Hier zeigt sich, wie verheerend es ist, Kinder angstfrei erziehen zu wollen. Wichtiger ist es, sie zur Verarbeitung von Ängsten zu ermutigen, ihnen dabei Halt und Sicherheit zu geben. Eltern können dabei auf jene Strategien, Symbole und magischen Bilder zurückgreifen, die die Kinder selbst entwickelt haben. Wer Kinder von entwicklungsbedingten Ängsten fernhält, erzieht sie zu einer Angst vor der Angst, macht sie hilflos, abhängig von sich, macht sie schutzlos gegenüber möglichen Angstattacken.

Die entwicklungsbedingten Ängste verschwinden oder werden schwächer, aber dies ist für Eltern, deren Kinder es gerade mit Ängsten zu tun haben, nur ein schwacher Trost. Denn manchmal dauert es lange, bis Kinder Ängste bewältigen, eigene Problemlösungskapazitäten entwickelt haben. Die hängen entscheidend von der gefühlsmäßigen und geistigen Reifung des Kindes ab. Und die stellt sich niemals als eine stete Vorwärtsbewegung dar, sie ist vielmehr erheblichen Schwankungen unterworfen, von Vorwärts- und Rückschritten, von Stillstand und Umwegen gekennzeichnet.

Vom Halten und Fremdeln

Der Säugling ist in den ersten Lebensmonaten ebenso anhänglich wie abhängig. Beides sind Bedingungen, um zu überleben. An Stimme und Geruch erkennt das Baby die Mutter, gleichwohl ist es zunächst noch unkritisch anderen Personen gegenüber. Die Fähigkeit, zwischen festen und weniger festen Bezugspersonen zu unterscheiden, entwickelt das Kind etwa vom sechsten Lebensmonat an. Erlebt das Kind jeden Tag andere Gesichter, erhalten sie keine konkrete Bedeutung. Das Kind lernt dann nicht, zwischen vertrauten und unvertrauten Personen zu differenzieren, es erscheint vertrauensselig, geht distanzlos auf andere zu. Ein solches Verhalten kann ein Zeichen für eine brüchige Bindung sein.

Der Säugling lässt sich berühren und gern im Arm halten. Körperkontakt herzustellen ist ein ursprüngliches Bedürfnis und dürfte bei der Mutter eine angeborene Disposition sein: Sie umschließt ihr Kind, gibt ihm mit den Händen Halt, lässt zu, dass es sich fest an ihren Körper schmiegt. Das Kind empfindet Wärme und Nähe, es riecht sie. Das Kontaktbedürfnis ist in den ersten Lebenswochen und -monaten ausgesprochen groß. Wenn der Säugling hungrig ist, sich unwohl fühlt, müde ist, erschrocken ist oder den Körperkontakt verliert, reagiert er. Auf gefühlsmäßiges und materielles Unbehagen folgen Schreien, Weinen oder Klagen, auf die plötzliche Trennung folgt ein Greif- und Klammerreflex.

Geht der Körperkontakt verloren, fühlt sich ein Säugling unbehaglich, es bauen sich existenzielle Ängste auf. Das Schreien, Brüllen und der Greifreflex des Babys sind ein Kampf ums Überleben, ein Kampf, der von den Bezugspersonen unterstützt werden muss. In späteren Lebensabschnitten kann das Kind selbständig Ängste bewältigen, doch in dieser Phase ist es bedingungslos auf Bezugspersonen angewiesen. Diese können den Säugling unterstützen durch den Körperkontakt und durch Zuwendung, Trost und sofortige Bedürfnisbefriedigung.

Kinder «fremdeln»

Das Kind zwischen dem sechsten und achten Lebensmonat lernt zwischen vertrauten und nicht vertrauten Personen zu unterscheiden. Eltern haben mit diesem Entwicklungsschritt – Fremdeln oder auch Achtmonatsangst genannt – ihre Probleme. Ihr Kind ist plötzlich nicht mehr so pflegeleicht, lässt sich nicht mehr jedem in den Arm drücken, es ist bei der Auswahl der Babysitter wählerisch, lächelt nicht auf Kommando – es möchte zwar Halt, aber nicht von jedem gehalten werden.

Diese Fähigkeit der Differenzierung ist ein wichtiger Reifeschritt, unter anderem ausgelöst durch eine Verfeinerung der Sinneswahrnehmung. Und das Kind erwirbt allmählich ein Bewusstsein für gewohnte Umgebungen. Vertraute Menschen, die das Kind täglich oder regelmäßig erlebt, geben Halt, Orientierung und Verlässlichkeit. Diesen Personen vertraut es bedingungslos, weil sie Schutz geben, das gefühlsmäßige Überleben garantieren.

Aber zugleich «fremdelt» das Kind, wenn unbekannte Menschen ihm körperlich zu nahe kommen. Und das Kind «fremdelt» auch in ihm unbekannten Situationen: Auf der einen Seite reizen diese Situationen zur Erkundung, auf der anderen Seite sind sie unheimlich. Das Kind möchte fortkrabbeln, vorwärts laufen, aber es braucht auch den Blickkontakt zur vertrauten Person, die Gewissheit, nicht allein zu sein.

Kinder brauchen eine Aufwärmphase, sie bestimmen das Tempo der Annäherung an unbekannte Personen. Bleiben diese auf Distanz, dann ergreifen Kinder irgendwann die Initiative: Sie suchen den Blickkontakt, sie lächeln, sie machen spielerische Annäherungsversuche, sie kriechen hin, manchmal suchen sie, wenn die Personen ihnen vertrauter geworden sind, Körperkontakt.

Eltern haben diese Entwicklungsphase unbedingt zu respektieren, denn wenn Kinder sich nicht von jedem anfassen lassen, nicht sofort freundlich und nett sind, schützen sie sich. Ihr Körper und ihr Instinkt signalisieren ihnen eine Distanz. Aus sicherer Entfernung heraus verschaffen sie sich einen verlässlichen Standpunkt, von dem aus sie selbstbestimmtes Neugierverhalten ausprobieren. Wenn Kinder in ihrem Schutzverhalten bestärkt werden, verfügen sie auch in Situationen, in denen Eltern nicht anwesend sind, über einen wichtigen Selbstbehauptungs- und Überlebensmechanismus.

Trennungsängste

Trennung heißt, sich auf den Weg machen, Eigenes beginnen, in unbekannte Gegenden aufbrechen. Trennung und Abschiednehmen vollziehen sich zwischen den Polen Verlassen und Verlässlichkeit. Je mehr Ur- und Selbstvertrauen Kinder haben, je stärker ihr Leben und ihre Entwicklung durch Verlässlichkeit geprägt sind, desto selbstsicherer ziehen sie in die Welt hinaus. Der Säugling krabbelt aus dem Bett und erobert das Zimmer, das kleine Kind läuft und erobert das Haus, das ältere Kind rennt in den Garten, dann in die Umgebung der elterlichen Wohnung. Bald sind die Grenzen des Ortes und der Region erreicht.

Grenzen geben Heranwachsenden die Gewissheit, was sie können, aber jenseits der Grenzen liegen Räume, die es sich anzueignen gilt. Dazu bedarf es des Abschieds von gewohntem Terrain. Der Psychologe C. G. Jung hat diese Grunderfahrung von Entwicklung so umschrieben: «Kind bedeutet etwas zur Selbständigkeit Erwachsendes. Es kann nicht werden ohne Loslösung vom Ursprung: Die Verlassenheit ist daher notwendige Bedingung, nicht nur Begleiterscheinung.»

Trennung, Abschiednehmen, ist ein Prozess, der Kinder bis zum Auszug aus dem Elternhaus begleitet. Immer wieder gilt es, sich veränderten Herausforderungen zu stellen – der Ablösung aus der symbiotischen Einheit mit der Mutter, dann dem Besuch des Kindergartens, später dem Eintritt in die Schule, dem Schulwechsel und schließlich der Berufsausbildung. Von Veränderungen in Freundschaften, einem Ortswechsel oder Krankenhausaufenthalt ganz zu schweigen.

Trennung und Abschied sind Garanten für ein eigenes Leben, sie stehen für Veränderung und Neuerung. Ohne sie ist eine Individuation, sind Autonomie und Eigenständigkeit, Ich-Identität und Zu-sich-selber-Finden nicht möglich.

Märchenhelden leben den Kindern diese Individuation gekonnt vor: Sie ziehen aus, sie machen Erfahrungen, sie geraten in große Gefahren, bestehen diese und kommen geläutert und gestärkt zurück. Doch ist Individuation ein lebenslanger Prozess – und auch Erwachsensein ist kein fertig abgeschlossener Zustand. Er-Wachsen werden hat mit Wachsen, mit Veränderung zu tun – dies gelingt jedoch nur dann, wenn Abschied und Ankommen, Abgrenzen und Wiederannäherung Lebensprinzipien darstellen. Doch Eigenständigkeit und Autonomie gibt es nicht zum Nulltarif, sie sind nicht ohne Schmerz und Tränen möglich, sie sind mit Ängsten und Unsicherheiten verbunden.

Und Trennungsängste begleiten Kinder in ihrer Entwicklung. In ihrer frühesten, ursprünglichen Form tauchen sie zwischen dem zwölften und achtzehnten Lebensmonat auf. Sie geben Hinweise auf einen Reifeschritt des Kindes. Das Kind beginnt zu krabbeln, es löst sich erstmals augenscheinlich aus vertrauten Bezugsfeldern, später beginnt es zu laufen, wegzulaufen, sich bewusst zu lösen.

Reifung und Entwicklung zu einer eigenständigen, selbstbewussten Person sind mit Ängsten verbunden. Deshalb gilt: Einerseits sollten Eltern solche Ängste nicht von den Kindern fernhalten, andererseits aber auch nicht mit Trennungsängsten gedankenlos spaßen oder gar drohen. Kinder brauchen Vorbilder und Strategien, wie sie diese Ängste konstruktiv beherrschen können.

- Kinder können Unsicherheiten dann konstruktiv verarbeiten, wenn man ihnen das Gefühl des Angenommenseins vermittelt. Die Trennungsphase und die damit verbundene Bewältigung müssen überschaubar sein. Je diffuser sich die Phasen darstellen, je emotional leerer Kinder die Trennung erleben, umso gravierender sind die Folgen.

- Kinder können Trennungen aushalten und mit ihnen produktiv umgehen, wenn sie Vertrauen und Erfahrung darin haben, dass solche Trennungen zwar schmerzhaft sind, aber dass man sie überstehen und gestärkt aus diesem Prozess herauskommen kann. Je mehr man Kindern Trennung und Abschied vorenthält oder sie überdramatisiert, umso eher fühlen sie sich überfahren und ausgeliefert, umso weniger können sie Selbstheilungskräfte entwickeln, umso mehr brauchen sie andere Menschen. Ohnmacht und Hilflosigkeit sind nicht selten die Folge.

Trennungen, sogar lang anhaltende, sind manchmal unumgänglich und müssen, auch wenn sie eine gefühlsmäßige Belastung darstellen, keine seelische Beeinträchtigung für den Heranwachsenden mit sich bringen. Zweifelsohne zieht ein auch nur vorübergehender Verlust der Bezugsperson psychischen Stress nach sich. Aber Kinder können Trennungen – zum Beispiel arbeits-, urlaubs- oder krankheitsbedingte – gekonnter (was nicht heißt: emotionsloser) bewältigen, wenn

- sie dem Kind überschaubar erscheinen,
- es um die Zuverlässigkeit anderer fester Bezugspersonen weiß,
- diese dem Kind vorher bekannt sind,
- die Gefühle, die mit Trennung einhergehen, durch Rituale des Abgebens und des Wieder-Abholens eine für das Kind überschaubare Struktur erhalten.

Der Umgang mit einer Trennung hängt auch vom Temperament und der Konstitution des Kindes ab. Denken Sie daran: Kinder sind keine Maschinen. Was eine Zeit lang reibungslos funktionierte, kann auch wieder haken. Ereignisse, die bedrücken und belasten – seien es Stress im Kindergarten und Schule, Streit mit Eltern und Freunden, Krankheiten und Tod im Umfeld, anstehende räumliche Veränderungen oder zeitliche Abwesenheit eines Elternteils –, können Kinder verunsichern, ihre Bewältigungskompetenzen einschränken. Kinder haben ihr selbstbestimmtes Tempo, mit kritischen Lebensphasen umzugehen. Wenn man ihnen diese belässt, stärkt man ihre Problemlösungsfähigkeiten.

Daumenlutschen, Nuckeln und der Schnuller

Jede entwicklungsbedingte Angst weist auf einen Reifeschritt, auf ein umfassenderes In-der-Welt-Sein des Kindes hin.

Ähnliches gilt für den Umgang mit jenen Ängsten, die mit Trennungen einhergehen. Auch hier entwickeln Kinder instinktiv Möglichkeiten, um den Übergang von symbiotischer Einheit zum Alleinsein auszuhalten, Verlassensgefühle zu bannen. Die anfangs geschilderten Situationen geben davon einen Eindruck:

- Das Kind, das anfängt zu krabbeln, schaut sich um, vergewissert sich per Augenschein der mütterlichen oder väterlichen Nähe.
- Wenn die Entfernungen beim Krabbeln größer werden, nimmt das Kind vertraute Gegenstände mit auf den Weg. Es schaut sich um, und wenn die Entfernung zu groß ist, geht manchmal reflexartig der Daumen in den Mund. Das Kind ist überrascht, was es schon alles kann.
- Kinder, die ihre ersten Schritte alleine machen, halten ihre Hände und Arme nach vorne oder zur Seite gestreckt, so als suchten sie dort Halt. Und auch hier schnellt der Daumen zum Mund, wenn das Kind sich umschaut, gewahr wird, wie weit es schon gegangen ist. Dann läuft es mit Juchzern zurück, und alles fängt von vorne an – Abschied, Auszug und Rückkehr in unendlichen Wiederholungen.
- Je weiter die Kinder gehen, je mehr sie ihre Eltern aus den Augen verlieren, umso wichtiger werden Übergangsobjekte – Schmuse- und Kuscheltiere –, die die Kinder überallhin begleiten, ihnen das Gefühl von Vertrautheit und Geborgenheit geben. Die Bedeutung, die diese Objekte haben, nimmt im Laufe der Lebensjahre immer mehr ab.

Eltern haben mit dem langsamen Tempo, das ihre Kinder manchmal im Umgang mit Verlassenheitsgefühlen und Trennungsängsten anschlagen, Probleme. Sie sind verwundert darüber, wie lange Kinder ihre Kuscheltiere brauchen, sie machen sich Sorgen, ob die abgeknabberten Wesen nicht krank machende Bakterien enthalten.

Erhebliche Probleme haben Eltern, wenn Kinder nicht mit dem Nuckeln, dem Schnullern oder dem Daumenlutschen aufhören wollen oder wieder damit beginnen. Sie übersehen häufig die psychischen Funktionen, die diese Aktivitäten für das Kind haben. Sie mögen zwar irgendwann «schlechte» Angewohnheiten sein und nicht mehr zu ihrer ursprünglichen Bedeutung – der Bewältigung von Trennungsängsten – beitragen. Doch in den häufigsten Fällen dienen sie der psychischen Entlastung. Kinder benutzen Schnuller oder Daumen in Stresssituationen, insbesondere, wenn es darum geht, Gefühlsspannungen abzubauen, die im Zusammenhang mit Trennung, Verlassen oder Verlust auftreten.

Einschlafen, Durchschlafen und Trennungsängste in der Nacht

Wenn Kinder ins Bett gehen sollen, können fast alle Eltern ein Lied von dem Stress singen, den das häufig mit sich bringt.

Bei der Bewältigung von Zubettgehproblemen sollten Sie bedenken:

- Binden Sie das Zubettgehen in ein ruhiges Ritual ein. Beginnen Sie damit nicht zu spät am Abend, sonst geraten Sie unter Zeitdruck. Dies wird Ihr Kind spüren, und es wird hektisch reagieren.
- Das Ritual sollte gleichförmig ablaufen, zum Beispiel ein ruhiges Spiel, auskleiden, Hygiene, eine Gutenachtgeschichte, ein Lied, ein Gebet. Legen Sie die Anzahl gemeinsam mit dem Kind fest, also etwa eine Geschichte und ein Lied. Dies ist eine Regel, sie braucht deshalb nicht jeden Abend neu diskutiert zu werden.
- Ihr Kind wird entlastet, wenn Sie mit ihm über den vergangenen Tag reden und diese Rückschau in das Ritual eingebunden ist.
- Die Gleichförmigkeit des Rituals ist für das Kind nicht langweilig, sondern gibt ihm Sicherheit und Vertrauen. Nur so kann es die mit der Nacht verbundene Trennung aushalten.

Die Ursachen für verzögertes Einschlafen sind vielfältig. So wie Kinder einzigartig sind, so stellen sich die Einschlafprobleme häufig sehr individuell dar:

- Zweifelsohne spielen die Konstitution und das Temperament des Kindes eine wesentliche Rolle. Es gibt ausgeprägte individuelle Unterschiede beim Schlafbedürfnis von Kindern. Manche Säuglinge brauchen zwölf, andere 18 Stunden am Tag.

- Generell nimmt das Schlafbedürfnis mit dem Alter des Kindes ab. Bei Einschlafproblemen sollten Sie deshalb darauf achten, ob Sie das Schlafbedürfnis angemessen eingeschätzt haben.
- Verzögertes Einschlafen kann sich aus der gefühlsmäßigen Situation ergeben. Kinder, die während des Tages vehement Grenzen austesten, die Eltern bis aufs äußerste reizen, Wut und Zorn provozieren, können abends nicht genug Streicheleinheiten bekommen, um sich elterlicher Zuneigung und Wärme zu versichern. Aber auch Stress in der Schule oder konfliktgeladene Situationen in der Beziehung der Eltern können sich auf das Einschlafen nachteilig auswirken.
- Die Umstellung vom Tageslicht auf nächtliche Dunkelheit, der Übergang von Geräusch und Lärm am Tag in abendliche Stille stellen eine Herausforderung für das Kind dar, die es erst allmählich bewältigen kann. Manche Kinder lernen es früher, manche viel später.
- Ständiges Nachschauen («Mal sehen, ob das Kind schon schläft!») oder unregelmäßige Schlafenszeiten sind nicht dazu angetan, verzögertes Einschlafen zum Verschwinden zu bringen.
- Die gefühlsmäßige und intellektuelle Entwicklung des Kindes bringt ständig veränderte Erfahrungen mit sich, die mit Unsicherheiten und Angst verbunden sind. Das Kind sucht nach Halt und Orientierung, nach Kontakt und Beziehung, die es im Dunkeln und Alleinsein vermisst und deshalb nach den Eltern rufen lässt.
- Auch Krisensituationen können verzögertes Einschlafen nach sich ziehen. Wenn ein Kind aufgrund einer besonderen Situation (Ferien, Verwandtenbesuch ...) länger aufgeblieben ist oder wegen einer Krankheit länger lesen durfte, «reißen» solche Ausnahmen schnell als normal und alltäglich ein.
- Kinder brauchen das Gefühl, nicht abgeschoben zu werden. Sonst werden vorhandene Trennungs- und Verlassensängste verstärkt.

Kommt es bei Ihrem Kind zu Einschlafproblemen, versuchen Sie einmal mit Hilfe dieser Checkliste nach Ursachen zu suchen. Reden Sie mit Ihrem Kind über mögliche Hintergründe. Ist es dafür noch zu jung, kann das Führen eines Schlaftagebuchs hilfreich sein. Auch wenn es in der konkreten Alltagssituation nicht unbedingt tröstlich ist: Sie haben kein unnormales Kind, wenn es verzögert einschläft. Nehmen Sie, wenn es Ihnen möglich ist, den Stress aus der Situation, weil dieser über kurz oder lang zum Beziehungsstress wird.

Weil Ein- und Durchschlafprobleme in vielen Familien eine Herausforderung darstellen, möchte ich einige Gesichtspunkte zusammenfassend nennen:

- Es gibt kein Zaubermittel, um dieses Problem *sofort* zu lösen. Dies hängt vom Temperament und der Konstitution des Kindes ab. Erzieherische Maßnahmen können deshalb – sehr zum Leidwesen von Eltern – manchmal nur bedingt Einfluss haben.
- Wenn es zu Ein- und Durchschlafproblemen kommt, empfiehlt es sich, folgenden Fragenkatalog durchzugehen:

1. Haben diese Probleme mit der Stimmung in der Familie zu tun?
2. Stören gemeinsame Schlafräume die unterschiedlichen Schlafrhythmen der Kinder?
3. Haben die Probleme mit Geschwisterrivalität, mit Eifersucht zu tun?
4. Führe ich das Gutenachtritual konsequent und zu festgelegten Zeiten durch?
5. Lasse ich zu viele Ausnahmen zu, lasse ich Ausnahmen dann zu, wenn ich ein schlechtes Gewissen habe, zum Beispiel zu wenig Zeit tagsüber mit dem Kind verbracht zu haben?
6. Drücken sich in den Ein- und Durchschlafproblemen Grenzüberschreitungen und eine wachsende Selbständigkeit des Kindes aus?

- Viele Eltern wollen trotz der Schlafschwierigkeiten ihrer Kinder nicht wirklich etwas ändern. Dann sollten Sie sich selbst auch nicht unter Druck setzen, sondern auch eine zweit- oder drittbeste Lösung akzeptieren.
- Um sich über das Ausmaß der Probleme klar zu werden, empfiehlt sich das Führen eines Schlaftagebuchs, wie es die englischen Psychologen Douglas und Richman vorgeschlagen haben. Ein solches Tagebuch

zeigt manchmal, dass die Probleme nicht so gravierend wie angenommen sind und oft mit einem unregelmäßigen Zubettgeh-Ritual im Zusammenhang stehen.

- Bei Ein- und Durchschlafproblemen können Kinder an der Lösung mitarbeiten. So können sie lernen, sich selber zum Einschlafen zu verhelfen. Eine Nachtbeleuchtung, ein Schmusetier oder ein vertrauter Gegenstand in der Nähe des Kindes helfen durchaus. Wenn es aufwacht, Nähe herbeiholen will, dann nehmen Sie Ihr Kind nicht aus dem Bett, zeigen Sie keine übermäßige Sympathiebekundung. Streicheln sie es beruhigend und verlassen Sie dann den Raum. Äußern Sie die Erwartung, dass es einschläft. Konsequenz und Eindeutigkeit sollte Ihr Handeln ausdrücken. Sie müssen tun, was Sie meinen. Und denken Sie daran: Es gibt kein Zaubermittel. Besäße ich es, würde ich es Ihnen verraten!

Kindliche Vernichtungsängste

Kindliche Vernichtungsängste binden sich an Urelemente: Gewitter, Blitz, Donner, Feuer oder Wasser, an irreale Wesen, Monster, Geister, Vampire, Hexen, wilde Tiere, die auf roten Listen stehen oder längst ausgestorben sind, oder an Phantasiefiguren, die sich Kinder ausdenken, in denen die Medien aber häufig Spuren hinterlassen haben – seien es nun Räuber, Einbrecher, Mörder oder Wildwesthelden. Zwei gegenläufige Aspekte zeichnen diese Symbole aus:

- Einerseits faszinieren sie. Kinder inszenieren die Kraft von Feuer und Wasser im Spiel. Manche sehen mit großen Augen, geborgen im Arm der Eltern, den Blitzen zu, hören den Donner und machen ihn mit lauten Geräuschen nach. Kinder verkleiden sich als Cowboys, als Superman und als kleiner Vampir, um stark zu erscheinen.
- Andererseits erschrecken Urelemente und irreale Wesen die Kinder. Zwar glauben sie an die Kraft der eigenen Magie und Phantasie, diese Urelemente zu beherrschen, aber es bleibt ein letzter Rest an Unsicherheit, dass dieses Potenzial nicht ausreicht, dass die Wesen doch zu mächtig sein könnten. Dann erweist sich die nächtliche Flucht ins elterliche Bett als einzige Überlebensalternative.

Die Entdeckung des eigenen Körpers hat für die Kinder zur Folge, dass sie sensibler für physische Gefahren werden, die ihnen drohen. Zwar ahnen sie ihre Stärke – aber das reicht manchmal nicht, um sich vor den übernatürlich-phantastischen Geschöpfen, die das Kind verletzen, in es eindringen, die es zerstören wollen, wirklich sicher zu sein. Diese Geschöpfe sind eine Herausforderung für die Eigenständigkeit und für die körperliche Unversehrtheit.

Je jünger die Kinder sind, umso heftiger empfinden sie Vernichtungsängste, weil ihre Identität nur unzureichend entwickelt ist, sie sich ihrer selbst noch nicht sicher sind. Solche Ängste begleiten Kinder vom zweiten Lebensjahr an, und sie suchen intensiv nach Wegen, ihnen ein Gesicht zu geben, um sie dem diffusen Licht der Nacht zu entreißen, das die Bedrohlichkeit der Figuren und ihre Unheimlichkeit nur steigert. Spiel und Phantasiefiguren sind dabei legitime und wichtige Begleiter des Kindes auf diesem Weg.

Angst vor Tod

Bis zum sechsten Lebensjahr verbinden Kinder mit dem Tod noch nicht das absolute Ende. Ihre Todesvorstellungen sind an bestimmte Symbole, an spezifische Situationen, an eigene Erlebnisse gekoppelt: den schwarzen Mann, die Dunkelheit, die Nacht, die Krankheit, die Verletzung oder den Schmerz. Erst mit Beginn des Schulalters rückt die Endgültigkeit des Todes in ihr Blickfeld.

Während Kinder häufig selbstverständlich ihre Wissenswünsche äußern und auch – so gut es geht – Antworten erhalten, reagieren manche Erwachsene beim Thema Tod verlegen-unsicher, zögerlich-stockend, andere wiederum wortgewaltig. Kinder wollen aber auch bei diesem Thema wahrhaftige Antworten, das heißt Erklärungen, die ihrem Entwicklungsstand und ihrem Bedürfnis nach Anschaulichkeit entsprechen.

Fragen nach Tod und Trauer, nach Gott und Himmel sind für Kinder normal, und viele Erwachsene sind mit den Antworten deshalb überfordert, weil die Fragen an Verdrängtes, an Verleugnetes rühren. Je deutlicher der Tod aus dem Alltagsleben ausgeblendet bleibt, je stärker Erwachsene sich diesen Grenzerfahrungen ausgeliefert fühlen, umso tiefer spüren Kinder, wie sie von ihren engsten Bezugspersonen mit bedrückenden Erlebnissen oder Ängsten allein gelassen werden. Manchmal sind ihre Fragen nach dem Tod auch zweckorientiert, sie enthalten den Wunsch nach Auskunft über zentrale Sinnfragen des Lebens.

Wenn Kinder nach dem Tod fragen, dann sollten Eltern einige Gesichtspunkte berücksichtigen:

- Beim Kind entwickeln sich allmählich Formen des Zeitbewusstseins, Vorstellungen über das eigene Woher und Wohin. Dies bringt Spannungen mit sich, die für das Kind Unsicherheit bedeuten, aber zugleich seinen Wissensdurst fördern. Sein Interessenspektrum weitet sich, und das bisherige Wissen reicht nicht mehr aus, das Kind spürt: Neue Situationen erfordern neue Fragen.
- Das Kind will andere, gleichwohl feste und verlässliche Sicherheiten. Seine Fragen stehen für Suche nach Sinn, aber sie beinhalten zugleich den Wunsch nach Halt und Bindung. Nur auf dieser Basis sind Kinder aufgeschlossen für neue, bisher ungewohnte Erfahrungen.

Kinder werden heute schon sehr früh mit vielerlei sozialen und ökonomischen Problemen konfrontiert. Die multimediale Darstellung und Inszenierung von Katastrophen bedeutet, dass ein Kind auf abstrakte, wenig greifbare Weise Situationen wahrnimmt, die Vernichtungs- und vor allem Trennungsängste zurücklassen. «Das kann uns nicht passieren!» – «Du brauchst keine Angst davor zu haben!» – «Nun stell dich nicht so an!» Solche Antworten helfen wenig und signalisieren dem Kind elterliche Hilflosigkeit. Und es fühlt sich allein gelassen.

Weil Kinder bis zum achten/neunten Lebensjahr Katastrophen und andere Unglücksfälle als die Aktualisierung von vorhandenen Vernichtungs- und Trennungsängsten erleben, ist neben einer möglichst ehrlichen Antwort der persönliche Halt wichtig: «Es kann passieren. Aber wenn es passiert, bin ich bei dir.» Erfahrungen aus der Geschichte untermauern diese Feststellung: Kinder, die während der Bombennächte des Zweiten Weltkriegs nahe bei ihrer Mutter waren und emotionale Nähe fanden, haben in der Regeln weniger traumatische Erinnerungen als

Kinder, die diese schreckliche Situation getrennt von ihren Müttern erleben mussten.

Generell gilt: Das Thema Tod ist erst dann von Eltern und Pädagogen aufzugreifen, wenn Kinder danach fragen. Würde es von außen an das Kind herangetragen, hätte das in der Regel eine gefühlsmäßige Überforderung zur Folge.

Zweifellos bringt jeder Todesfall heftige Gefühle mit sich. Diese sind aushaltbar, wenn sich die Eltern über folgenden Rahmen im Klaren sind:

- Vergleichen Sie den Tod nicht mit Schlaf, denn das kann für jüngere Kinder zu einer realen Angst vor dem Einschlafen führen. Es kann Angstträume, einen unruhigen Schlaf ebenso mit sich bringen wie die ständige Versicherung, ob die Eltern oder Geschwister noch da seien, eben leben würden. So kommen Kinder unter anderem deshalb ins Bett ihrer schlafenden Eltern, streicheln, kneifen oder zwicken sie, um an der Reaktion zu spüren: Meine Eltern leben noch!
- Denken Sie daran: Kinder verarbeiten Unbegriffenes im Spiel. Hier haben sie die Möglichkeit, unverarbeitete Trennungsgefühle auf eine für sie nachvollziehbare Weise zu inszenieren.
- Antworten Sie auf Kinderfragen nach Sterben, Tod und Begräbnis in anschaulichen Bildern. Ihre Antworten müssen nicht völlig richtig, sondern wahrhaftig sein. Dann kann Ihr Kind sich mit seinen Phantasien und Vorstellungen in Ihren Antworten wiederfinden.

Jede Verarbeitung von Trauer ist ein einzigartiger Prozess, in dem sich stets ein Ineinander von Schmerz und Glück, Tränen und Wut, Liebe und Ablehnung darstellt. Trauer kann für Kinder zur konstruktiven Erfahrung werden, wenn einige Gesichtspunkte beherzigt werden:

- Je mehr das Kind Sicherheit, Schutz und Bindung spürt, je verlässlicher und vertrauter sich die Gesamtsituation darstellt, umso weniger folgenreich sind Ängste, die den Trauerprozess begleiten.
- Den Verlust eines geliebten Menschen (oder aus der Sicht der Kinder auch eines geliebten Tieres) zu betrauern und aushalten zu können setzt Halt und das Gefühl der Geborgenheit voraus.
- Kinder wollen ernst und angenommen sein. Sie wollen klare In-

formationen, die ihnen behutsam, nicht überzogen naturalistisch, übermittelt werden. Nicht die objektiv richtigen Informationen sind passend, es sind die wahrhaftigen, jene, die sich am Kind orientieren. Mitleid nimmt Kinder nicht ernst, nur Mitgefühl gibt ihnen Unterstützung und Geleit.

Kinder (und auch Erwachsene!) brauchen Zeit, um Trauer zu bewältigen. Manche Kinder halten sich lange in bestimmten Phasen des Trauerns auf. Lassen Sie ihnen ihr eigenes Tempo. Jeder Eingriff von Erwachsenen kann stören, kann erschrecken und Ängste verstärken.

Kinder verarbeiten Ängste – drei wichtige Regeln für Eltern

Ängste fordern heraus, können schöpferische Kräfte mit sich bringen, stark und lebenstüchtig machen. Sich Ängsten zu stellen, sie mit eigenen, manchmal ungewöhnlichen Methoden zu bewältigen, in das Leben zu ziehen, um das Fürchten zu erleben und den Umgang damit zu lernen, stellt eine der wichtigsten Entwicklungsaufgaben zwischen dem dritten und zehnten Lebensjahr dar. Das Kind erfährt, dass Ängste ein Bestandteil des Lebens sind. Mit der Ausdifferenzierung entwicklungsbedingter Ängste geht auch die Ausbildung von Fähigkeiten zur Angstbearbeitung einher, wenn Eltern die Kinder gewähren lassen, sie gar dazu ermutigen und sie diese Fähigkeiten nicht durch Überbehütung einschränken.

Aus diesen allgemeinen Prinzipien lassen sich drei Regeln zur Angstbewältigung im häuslichen Alltag ableiten:

1. Regel Lassen Sie sich die Angst durch Ihr Kind beschreiben. Hören Sie aktiv zu, geben Sie dem Kind das Gefühl von Nähe. Fragen Sie nach, um zu erkennen, was das Kind meint, wo es gedanklich steht, mit welchen Phantasien und Bildern es sich herumschlägt. Bagatellisieren

Sie die Ängste nicht. Aber auch Überdramatisierungen sind hinderlich. Wenn Sie mit dem Kind sprechen, reden Sie in seiner Sprache. Geben Sie nur die Informationen, die es hören will. Ein Wortschwall schüttet Kinder zu.

2. Regel Überlegen Sie nach der Schilderung Ihres Kindes, wo die Ursachen der Ängste liegen können. Vermeiden Sie, einseitig in eine Richtung zu denken, zum Beispiel die Schuld bzw. Ursache nur bei sich oder ausschließlich bei anderen zu suchen. Stellen Sie sich folgende Fragen: Sind die Ängste des Kindes Ausdruck eines Entwicklungsschrittes? Könnten die Ängste etwas zu tun haben mit Unsicherheiten in der familiären Situation? Denken Sie daran: Nicht nur dramatische Ereignisse wie Scheidung, Krankheit oder Tod bringen seelische Belastungen für ein Kind mit sich, sondern auch die Geburt eines Geschwisterkindes, die berufsbedingte Abwesenheit des Vaters, ein Umzug oder emotionaler Stress der Eltern kann bei Kindern Spuren hinterlassen. Viele Situationen, über die Erwachsene souverän hinweggehen, die sie rational verarbeiten können, belasten Kinder, verängstigen oder verunsichern sie. Eine weitere Frage zur Ursachenforschung kann lauten: Haben die Ängste mit der außerhäuslichen Situation des Kindes zu tun? Gibt es etwa Probleme in Kindergarten, Schule oder Hort?

3. Regel Nun kommt es darauf an, ob die Eltern bzw. das Kind eigene Möglichkeiten zur Angstbewältigung haben. Dies funktioniert insbesondere bei entwicklungsbedingten Ängsten, aber auch Ängste, die aus Erziehungszusammenhängen entstehen, können eigenständig aufgelöst werden. In jedem Fall muss das Kind zur Mitarbeit gewonnen werden. Sind die Ängste schwerwiegender, hat man es vielleicht mit Phobien oder Panikattacken zu tun, ist es unumgänglich, einen Arzt, einen Therapeuten oder Erziehungsberater zu Rate zu ziehen. Letzterer kann auch hilfreich sein, wenn sich Eltern unsicher oder überfordert fühlen.

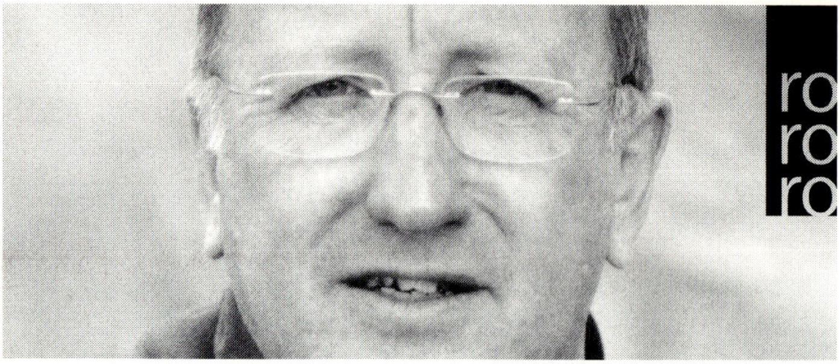

S 18/2

Jan-Uwe Rogge

Der führende deutsche Familienberater: «Die Jugendlichen wollen sich reiben.»

Kinder brauchen Grenzen
3-499-19756-1
Der Bestseller als Audiobook
3-499-61722-6

Ängste machen Kinder stark
3-499-60640-2
Audiobook 3-499-61731-5

Pubertät
Loslassen und Haltgeben
3-499-60953-3
Audiobook 3-499-61722-6

Ohne Chaos geht es nicht
13 Überlebenstipps für Familien
3-499-60975-4
Audiobook 3-499-61732-3

Kinder können fernsehen
Vom Umgang mit der Flimmerkiste
3-499-60753-0

Jan-Uwe Rogge/Bettina Mähler
Irgendwie anders: Kinder, die den Rahmen sprengen
... und wie man mit ihnen umgeht
3-499-60966-5

Eltern setzen Grenzen
3-499-19756-1

Geschichten gegen Ängste
So helfen Sie Ihrem Kind
Buch mit Audio-CD
3-499-60977-0

Der große Erziehungsberater

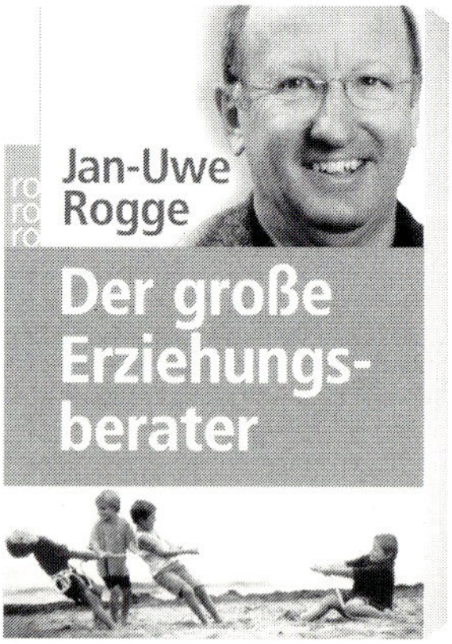

3-499-61621-1

Weitere Informationen in der Rowohlt Revue oder unter www.rororo.de